AF589920

MANUEL OPÉRATOIRE

DE LA

GASTRO-ENTÉROSTOMIE POSTÉRIEURE

TRANS-MÉSO-COLIQUE

(PROCÉDÉ DE VON HACKER)

PAR

Le Dr Paul DESFOSSES

ANCIEN INTERNE DES ASILES D'ALIÉNÉS DE LA SEINE
ANCIEN INTERNE DES HÔPITAUX DE PARIS
MEMBRE CORRESPONDANT DE LA SOCIÉTÉ ANATOMIQUE

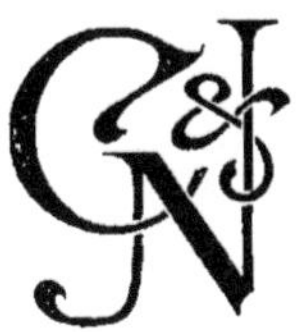

PARIS

GEORGES CARRÉ ET C. NAUD, ÉDITEURS

3, RUE RACINE, 3

—

1898

DU MÊME AUTEUR

De l'utilité de l'entéro-anastomose après la gastro-entérostomie. — En collaboration avec F. Jayle (*Bull. Soc. Anatomique*, 1893, 6 oct., p. 520).

Fractures de l'astragale (*Archives générales de médecine*, 1894, juillet, p. 684 et 55).

Deux cas de kystes épidermiques des doigts (*Archives générales de médecine*, 1895, janvier, p. 94).

Incision d'un foyer de gangrène pulmonaire. — En collaboration avec Bonnet (*Bull. Soc. Anatomique*, 1895, 6 décembre, p. 750).

Hydronéphrose. — En collaboration avec Th. Tuffier (*Bull. Soc. Anatomique*, 1896, 23 janvier, p. 95).

Un cas d'hémimélie. — En collaboration avec M. Chailloux (*Bull. Soc. Anatomique*, 1896, 24 avril, p. 388).

Fœtus abortif avec hernie traumatique de l'intestin. — En collaboration avec L. Tissier (*Bulletins et Mémoires de la Société obstétricale et gynécologique*, 1897, 14 janvier, p. 8).

Kyste hydatique du foie rompu dans l'abdomen depuis 18 ans. Généralisation sur toute la surface péritonéale de l'intestin, du mésentère, des ligaments larges et de l'utérus. Grossesse évoluant jusqu'au terme. Rupture utérine au cours du travail. Mort. — En collaboration avec L. Tissier (*Bulletins et Mémoires de la Société obstétricale et gynécologique*, 1897, 14 janvier, p. 9).

Rupture sous-péritonéale dans un cas de présentation de l'épaule négligée. — Vaste thrombus remontant jusqu'au diaphragme. — En collaboration avec L. Tissier (*Bulletins et Mémoires de la Société obstétricale et gynécologique*, 1897, 14 janvier, p. 13).

Emploi de l'autoclave et du borate de soude pour la stérilisation des instruments de chirurgie (*La Presse médicale*, 1897, 23 juin, n° 51, p. 291).

De la désinfection des mains. — En collaboration avec F. Jayle (*La Presse médicale*, 1897, 25 août, n° 70, p. 114).

Cathétérisme de l'œsophage et gavage par les fosses nasales (*La Presse médicale*, 1897, 18 septembre, n° 77, p. 168).

Contusions du thorax. Fractures de côtes. Rupture du foie (*Bull. Soc. Anatomique*, 1897, octobre, p. 711).

Gastro-entérostomie pour cancer du pylore (*Bull. Soc. Anatomique*, 1897, 15 octobre, p. 728).

Un cas de fracture du calcanéum par arrachement. — En collaboration avec Th. Tuffier (*Bull. Soc. Anatomique*, 1898, 14 janvier).

Réduction du paraphimosis (avec 2 figures) (*La Presse Médicale*, 1898, 2 février, n° 11, p. 67).

VARIA

Compte rendu du Congrès international de gynécologie et d'obstétrique, 2e session, Genève, septembre 1896 (*Bulletin médical*, p. 834, 857, 870, 882, 894, 910, 923, 935, 944).

Compte rendu du Congrès français de chirurgie, 10e session tenue à Paris du 19 au 24 octobre 1896. — En collaboration avec Granjux (*Bulletin médical*, 1896, p. 999, 1015, 1034, 1050, 1060).

Compte rendu du Congrès français de chirurgie, 11e session tenue à Paris du 18 au 23 octobre 1897. — En collaboration avec Granjux (*Bulletin médical*, 1897, octobre-novembre).

Depuis l'automne 1887, où je commençai ma première année de médecine, j'ai toujours trouvé, auprès des maîtres qui m'acceptèrent comme élève, leçons instructives et bienveillant accueil. Je tiens à exprimer ici mes sentiments d'estime et de gratitude profondes à mes maîtres dans les hôpitaux de Paris :

MM. Blum, externat 1890 ; internat 1893.
Gingeot, externat 1891.
Rigal, externat 1892.
de Beurmann, internat 1894.
Brun, internat 1896.
Bar, internat 1896.
Tuffier, internat 1895 ; internat 1897.
Demoulin, Guinard, Tissier, Walther.

C'est avec un vif sentiment de regret que je dis adieu à ces Hôpitaux de Paris où j'ai passé de si agréables moments ; de mes chefs de services, de mes collègues d'internat, du personnel hospitalier, des malades qui me furent confiés, j'emporte avec moi le meilleur souvenir.

J'ai été deux ans l'interne de M. Tuffier ; en même temps qu'il m'instruisait par ses leçons et par l'exemple de sa merveilleuse dextérité opératoire, il m'a toujours montré une bienveillance extrême. C'est lui qui m'a donné l'idée de ce travail, je lui garderai toujours la plus vive reconnaissance.

Les six mois que j'ai passés, comme interne, dans le service de M. Brun, aux Enfants-Malades, m'ont permis d'apprécier à quel degré sont réunies en lui les qualités de l'homme et du chirurgien ; je ne saurais trop le remercier de la sympathie qu'il m'a toujours montrée et lui assurer mon dévouement le plus absolu.

M. le Dr de Lavarenne m'a témoigné une constante bienveillance, qu'il me permette de lui exprimer toute ma gratitude.

Deux de mes aînés dans l'internat, MM. P. Pompidor et F. Jayle, ont eu pour moi une amitié particulière ; je les remercie de leurs conseils si dévoués et de leur inépuisable obligeance.

Au début de mes études médicales, j'ai été guidé par M. le Dr Merigot de Treigny, ancien interne des Hôpitaux ; il n'a cessé depuis lors de me montrer un bienveillant intérêt ; son amitié a été pour moi d'un grand prix ; je tiens à lui manifester ici toute ma reconnaissance.

TABLE DES MATIÈRES

SOINS CONSÉCUTIFS.

COMPLICATIONS.

RÉSULTATS.

INTRODUCTION

En 1893, nous avons relaté, en collaboration avec F. Jayle, trois cas de gastro-entérostomie antérieure où le nouvel orifice de communication entre l'estomac et l'intestin avait fonctionné d'une façon absolument défectueuse : le bout efférent de l'anse jéjunale fixée à l'estomac s'était coudé, le contenu stomacal refluait dans le duodénum au lieu de s'engager dans le jéjunum. Il en résultait une stagnation dans l'estomac et le duodénum de tous les liquides absorbés.

Semblables accidents ont été signalés par plusieurs opérateurs.

« Lorsqu'on abouche à l'estomac (face antérieure), dit von Hacker, une portion très élevée du jéjunum, celui-ci agissant comme un cordon tendu peut comprimer le côlon transverse ; choisit-on un point du jéjunum situé loin en aval, il peut se glisser dans l'anse formée des portions de l'intestin à long mésentère......

Dans un de mes cas où nous avions abouché à l'estomac une anse intestinale convenable, il se produisit manifestement un reflux du contenu stomacal dans le bout afférent (duodénal), d'où vomissements incoercibles et mort. »

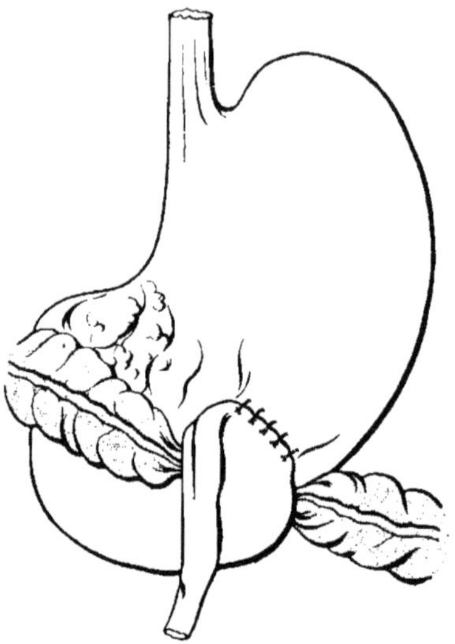

Fig. 1. — Gastro-entérostomie antérieure défectueuse.

(Dessin d'après une figure parue dans notre article du *Bulletin de la Société anatomique*, 1893, *octobre*, p. 520.)

On voit la dilatation considérable du duodénum et l'état de vacuité du bout périphérique. Le côlon transverse se trouve pincé en son milieu par l'anse intestinale, placée au-devant de lui. Les liquides stomacaux s'engageaient dans le duodénum et nullement dans le jéjunum. Il s'agissait d'un cancer du pylore.

Dans un cas de Doyen (1), l'autopsie montra que le

---

(1) Doyen. Traitement chirurgical des affections de l'estomac et du duodénum. Paris, 1895.

contenu stomacal se précipitait dans le duodénum sans qu'une seule goutte cheminât en sens inverse vers le jéjunum. Après une gastro-entérostomie antérieure, Roux trouva également comme cause de la mort « un duodénum dilaté comme un estomac, parce que, malgré un long accolement de gauche à droite, tout près de la grande courbure, au fond de la poche pylorique, les liquides, à toutes les expériences, s'engagent consciencieusement et exclusivement dans la branche ascendante de l'anse jéjunale supérieure, bien choisie du reste, c'est-à-dire avec un méso assez long. »

Cette année, M. Tuffier s'est trouvé en présence d'un fait du même genre. Après une gastro-entérostomie antérieure pour rétrécissement cicatriciel du pylore, le malade continuait à vomir ; une laparotomie secondaire permit de voir que le bout efférent de l'anse était coudé et ne donnait plus passage au contenu stomacal. Le simple redressement de la coudure et la fixation de l'anse jéjunale par un point supplémentaire à l'estomac suffit à rétablir la circulation intestinale et le segment aplati se gonfla sous les yeux mêmes de l'opérateur et de ses aides.

Il serait facile de citer d'autres noms ; mais, mon intention n'est pas de faire le procès de la gastro-entérostomie antérieure qui est une bonne opération et qui doit être conservée pour certains cas particulièrement difficiles.

Il est bien certain qu'avec quelques précautions la méthode de Wölfler peut donner une bouche de néoformation fonctionnant bien. Wölfer indique la tehnique à suivre pour obtenir ce résultat (1). Sur la figure 2 dessinée d'après les pièces d'autopsie d'une gastro-

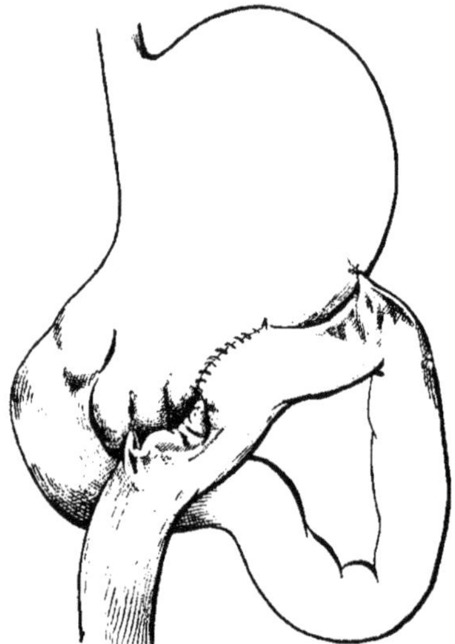

FIG. 2. — GASTRO-ENTÉROSTOMIE ANTÉRIEURE BIEN FAITE.

(Dessin d'après les pièces d'autopsie d'un malade auquel M. Tuffier avait pratiqué une gastro-entérostomie antérieure pour néoplasme du pylore).

La bouche de néo-formation est bien placée, très près de la grande courbure, l'anse anastomotique a été fixée par deux points de suture, un en amont, un en aval, pour éviter la coudure brusque de l'intestin. Cette anse avait une longueur suffisante pour que le côlon transverse ne fût pas comprimé.

---

(1) A. WÖLFLER, Ueber Magen. Darmchirurgie. Verhandlungen der *Deutschen Gesellschaft für Chirurgie*. Berlin, 1896-97, 30 mai, p. 117.

« Si dans la gastro-entérostomie ante-colique, dit Wölfer, on prend une anse intestinale à long mésentère, le côlon ne risque pas d'être comprimé ; si en outre on place le bout afférent verticalement par rapport à la paroi antérieure de l'estomac, le contenu stomacal ne peut pénétrer dans ce bout. Par ce fait aussi, on évite la formation d'un éperon, accident redouté ; de plus par suite de cette position il se fait une légère coudure entre la portion ascendante et la portion descendante ce qui diminue l'afflux profus de bile, du moins dans les premiers jours. »

entérostomie antérieure pour cancer du pylore on voit quelle doit être la position à donner à l'anse jéjunale.

Mais, bien que l'estomac soit contractile et ne puisse pas être comparé à un récipient à parois rigides, il est indubitablement plus rationnel de placer l'orifice d'évacuation à la partie postérieure de l'estomac qui est le point le plus déclive lorsque le malade est couché.

En Allemagne ont paru de nombreuses observations de gastro-entérostomies pratiquées par la méthode de von Hacker. Grâce à l'inépuisable obligeance de mon très érudit ami le Dr Dumont, j'ai pu prendre connaissance de ces documents précieux. La lecture de ces faits et la lecture des observations de gastro-entérostomies antérieures m'ont montré que la méthode de von Hacker n'est ni plus difficile ni plus périlleuse que les méthodes antérieures ou les autres méthodes postérieures (1).

Ayant assisté comme aide direct à nombre de gastro-entérostomies, ayant répété un certain nombre de

---

(1) Lire au sujet de la gastro-entérostomie :

JABOULAY (M.). — La gastro-entérostomie. La jéjuno-duodénostomie. La résection du pylore. *Archives provinciales de chirurgie*, 1892, t. I, juillet, n° 1, p. 1.

KOCHER (Th.) — Chirurgische operationslehre. Iéna, 1897, p. 171.

LAMBOTTE (A.). — Contribution à la gastro-entérostomie. *Annales de la Société belge de chirurgie*, 1896, 15 octobre, n° 5, p. 173.

MAUCLAIRE (P.). — De la gastro-entéro-anastomose pour sténose du pylore et du duodénum (portion sus et sous-valérienne). *Tribune Médicale*, 1894, 19 décembre, n° 51, p. 1009 et 1030.

MORESTIN (H.). — De la gastro-entérostomie. *Gazette des hôpitaux*, 1893, janvier, n° 9, p. 73.

TROGNON. — La gastro-entérostomie en France et ses résultats. *Thèse*, Paris, 1893, n° 296.

WILHELM (E). — De la astro-entérostomie. *Thèse*, Nancy, 1893.

fois sur le cadavre les divers procédés de gastro-entérostomie, j'ai trouvé de l'intérêt à décrire le procédé opératoire de von Hacker tel que je l'ai vu mettre en œuvre dans le service de Tuffier et tel que je l'ai employé dans un cas de néoplasme du pylore que M. Lyot, cet été, voulut bien me confier.

GÉNÉRALITÉS

Définition. — La gastro-entérostomie postérieure de von Hacker est l'opération qui consiste à créer un abouchement de la première portion du jéjunum à la face postérieure de l'estomac à travers une boutonnière pratiquée dans le mésocôlon transverse.

La plupart des chirurgiens, qui pratiquent cet abouchement, l'exécutent au moyen de sutures à la soie; Czerny (1) emploie pour cette opération le bouton de Murphy d'une façon systématique (2).

Historique. — Von Hacker fut le premier à pratiquer l'abouchement du jéjunum à la face postérieure de l'estomac à travers une boutonnière pratiquée dans

(1) Czerny (Heidelberg). — Therapie der krebsigen Stricturen des Œsophagus, des Pylorus und des Rectum. Erfolge der Verschiedenen Heilmethoden. *Referat für den XII Internationalen Congress* (*Sonderabdruck aus der Berliner Klin. Wochenschr.*, 1897, n° 34).

(2) L'opération de von Hacker ne contre-indique aucun procédé d'abouchement : sutures ou boutons. On pourrait l'exécuter également par l'ingénieux procédé de Souligoux, quoique ce chirurgien préfère la méthode antérieure.

Souligoux (Th.). — Gastro-entéro-anastomose, entéro-anastomose, cholécystentéro-anastomose, sans ouverture préalable de la cavité de l'organe à anastomoser. *La Presse médicale*, 1896, 22 juillet, n° 59, p. 349.

le mésocôlon transverse. Il rendit compte de cette opération nouvelle au 10e congrès allemand de chirurgie (Berlin, 1885) et il présenta des pièces montrant le nouveau mode d'union du jéjunum à l'estomac. La première de ces opérations fut pratiquée le 22 mars 1885, en remplacement du professeur Billroth.

« J'ai fait de cette façon, dit-il, la gastro-entérostomie chez un paysan de 49 ans qui présentait les symptômes de sténose pylorique et de très violentes douleurs d'estomac.

. . . .

. . . .

A l'ouverture de la cavité abdominale, il s'écoula une quantité assez abondante de liquide séreux ; la main introduite dans le ventre permit de sentir une tumeur grosse comme le poing, située sur le pylore, avec des adhérences en arrière, peu mobile, et qu'il ne fut pas possible d'attirer dans la plaie d'incision. Comme la résection du pylore n'était pas praticable, je me décidai à faire la gastro-entérostomie. L'épiploon et le côlon transverse furent rabattus par en haut ; l'estomac étant refoulé de haut en bas, je fis, dans le mésocôlon transverse, une fente parallèle aux vaisseaux et que j'élargis aux ciseaux, sans que pour cela il se fit la moindre hémorragie. Pour empêcher que cette fente du mésocôlon transverse ne se rétractât et vînt ainsi comprimer le jéjunum, je fixai ses bords à l'estomac par quelques points de suture superficiels (six), en sorte qu'une portion circulaire de la paroi postérieure de l'estomac se trouvait ainsi bordée par ces sutures. Pour faire la bouche, je choisis la portion du jéjunum au-dessous du coude duodéno-jéjunal, car je m'étais aperçu dans mes recherches sur le cadavre qu'en rabattant en haut cette portion du jéjunum le bout afférent qui contribue à former ce coude était par ce fait plié sur lui-même. L'anse jéjunale fut, après expression de son contenu, fermée à l'aide de deux forts fils de soie passés à travers le mésentère et noués lâchement ; l'issue du contenu stomacal fut empêchée par les mains des deux assistants. Après avoir ainsi ouvert, sur une étendue de 5 à 6 centimètres, l'estomac et l'intestin, on sutura exactement d'abord les bords inférieurs des plaies stomacales et intestinales par des points de suture auxquels on superposa des sutures muco-muqueuses.. .

. . . . . Vinrent ensuite les sutures intestinales extérieures de Lambert. Le point d'abouchement de l'intestin était, de toutes parts, situé à un demi-centimètre au moins de la brèche méso-colique. L'opération n'avait pas duré plus longtemps que dans les cas ordinaires où l'on emploie l'autre méthode. Le malade mourut dans le collapsus trente-six heures après l'opération.

. . . .

. . . .

Malgré tout, de ce fait je garderai l'impression que cette opération est praticable d'après cette méthode. Comme il n'est pas nécessaire de perforer le ligament gastro-colique et de désinsérer le mésocôlon, elle n'est pas plus compliquée que l'autre méthode sur laquelle elle a l'avantage de mieux correspondre aux conditions anatomiques. Il est inutile de chercher à rétrécir le bout afférent de l'anse, car ce bout se coude de lui-même. . . . .

. . . .

Je pense que ce mode de suture du jéjunum doit être employé lorsqu'on suppose que non seulement la compression du côlon transverse peut se produire par le jéjunum couché au-dessus de lui, mais encore que cette compression peut avoir de graves conséquences ; il doit être employé aussi dans les cas où l'affection a envahi une grande partie de la paroi stomacale antérieure et que la paroi postérieure au contraire est restée libre. »

La méthode de von Hacker n'est pas la seule méthode de gastro-entérostomie postérieure. Deux ans avant von Hacker, Courvoisier avait inauguré la gastro-entérostomie postérieure en arrière du côlon, mais par un procédé plus compliqué. Dans une opération pratiquée le 19 octobre 1883, Courvoisier, pour arriver sur l'angle duodéno-jéjunal, incisa transversalement l'épiploon gastro-colique d'abord, puis le mésocôlon transverse ; par cette large brèche il attira la première portion du jéjunum et l'anastomosa à la paroi postérieure de l'estomac. Le malade mourut de péritonite.

« Le cas que je viens de décrire, dit Corvoisier, bien qu'il se soit terminé par la mort, me semble offrir de l'intérêt à plusieurs points de vue. L'opération a été pratiquée suivant un plan autre que celui qui a été suivi dans les cinq cas publiés jusqu'ici par Völfler, Billroth, Lauenstein, Lücke et Rydygier. . . . . .

Mes recherches sur le cadavre m'avaient montré qu'on ne peut pas toujours réussir à rabattre au-devant du côlon transverse et à suturer à la paroi antérieure de l'estomac l'angle duodéno-jéjunal *(flexura duodeno-jejunalis)*, ou même une anse jéjunale située à 40 centimètres plus loin (d'après le plus récent procédé de Völfler, voyez compte rendu du Congrès de chirurgie, 1883) ; car en procédant de cette façon, je constituai aisément des rapports tels que, sur le vivant, ils devaient fatalement conduire à l'ileus, aussitôt que le côlon ou le jéjunum aurait été un peu distendu par le contenu intestinal. Aussi trouvai-je plus rationnel d'aller chercher l'anse duodéno-jéjunale à travers la lame mésentérique du côlon transverse et d'employer cette anse ou au moins la portion initiale du jéjunum pour la bouche gastro-intestinale. Cette méthode se montra très aisément praticable et par cela même l'abouchement à la paroi postérieure de l'estomac devait se produire.

De plus, ce cas montre encore que, même en détachant sur une grande étendue le mésocôlon du gros intestin, on n'amène pas forcément une nécrose de ce dernier, si toutefois on a soin de suivre les règles de prudence que j'ai observées, c'est-à-dire de faire le décollement assez loin de l'intestin, en sorte que sa nutrition puisse être assurée par des anastomoses artérielles latérales nombreuses (1). »

Terrier, Tuffier, Doyen et d'autres opérateurs français, se sont servis également de cette voie pour attirer plus facilement au dehors la face postérieure de l'estomac et l'anse jéjunale, en effondrant l'épiploon gastro-

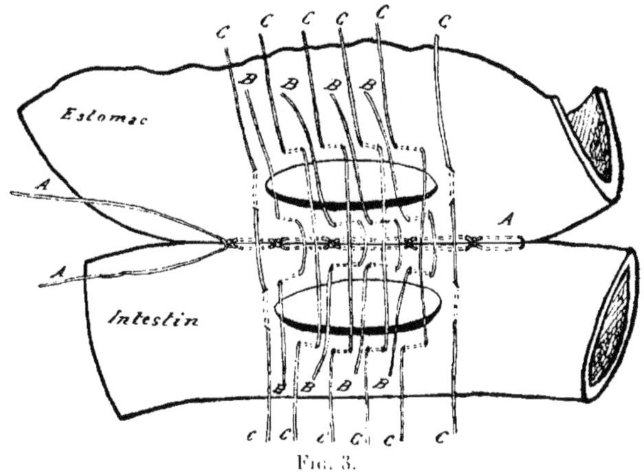

Fig. 3.

(Due à l'obligeance de M. Poncet).

colique puis le mésocôlon transverse de haut en bas. Ils traversent ainsi six feuillets péritonéaux au lieu de quatre.

Les opérations pratiquées par ce procédé ne sont pas des gastro-entérostomies de von Hacker ; ce sont

---

(1) Courvoisier (L. B.). — Gastro-enterostomie nach Wölfler bei inoperablem Pylorus carcinom. Tod. *Centralblatt für Chirurgie*. 1883, n° 40, p. 794.

des gastro-entérostomies de Courvoisier. En réalité ces deux procédés sont peu différents. Les sutures d'abouchement se font dans les deux méthodes à peu près sur les mêmes points de l'intestin et de l'estomac, et la bouche de néoformation occupe une situation presque identique.

Poucel (1), de Marseille, a un procédé de gastro-entérostomie postérieure qui lui est propre et qui lui a donné, pour deux cas, deux guérisons opératoires ; c'est une gastro-entérostomie postérieure anté-colique après résection de l'épiploon au ras de ses insertions.

« Après examen minutieux de la région, j'attire au dehors l'estomac et le côlon transverse prolabé, je résèque l'épiploon au ras de ses insertions, le jéjunum est amené et le côlon transverse réduit. . . . .

. . . .

Le jéjunum est accolé alors à la paroi postérieure de l'estomac (que je choisis de préférence à l'antérieure et lui est réuni par une suture de Gély musculo-séreuse, longue de 10 centimètres, parallèle à la grande courbure et à 4 centimètres en arrière de celle-ci (voy. fig. 3, AA). Les fils de cette suture sont noués après chaque entrecroisement.

Quatre pinces courbes, garnies de caoutchouc, sont appliquées sur le jéjunum et l'estomac, limitant les régions où doivent être pratiquées les ouvertures, celles-ci sont faites en avant de la suture de Gély et à 1 centimètre environ. Je leur donne une forme ovalaire plutôt que linéaire. Le liquide brunâtre qui s'écoule est soigneusement épongé. Les deux orifices sont cousus par des fils

(1) Poucel, E. — Gastro-jéjunostomie postérieure pour sténose cicatricielle du pylore ; guérison. *Gazette des Hôpitaux*, 1896, 4 août, n° 89, p. 891.

séparés, intéressant encore les tuniques séreuse et musculaire, et disposés comme l'indique la figure (voy. fig. 3, BB et CC).

Cette suture a l'avantage de ne pas trop rétrécir l'ouverture et d'accroître sa forme ovalaire. De plus, étant placée à 5 ou 6 millimètres du bord de l'ouverture, il en résulte une sorte de diaphragme pouvant jouer le rôle de valvule et empêcher le reflux de la bile vers l'estomac. Une fois l'anastomose terminée, on la protège en avant par une dernière rangée de fils qui solidarisent définitivement l'estomac et le jéjunum. »

Roux (1) de Lausanne, pratique la gastro-entérostomie postérieure trans-méso-colique en Y qui consiste à sectionner le jéjunum, à aboucher le bout inférieur dans la paroi postérieure de l'estomac à travers une brèche méso-colique et à réunir le bout supérieur, ou duodénal, au jéjunum par une implantation latérale. Roux a donné de ce procédé une bonne description dans la *Revue de Gynécologie et de Chirurgie abdominale*. Il en fait remonter l'idée à Socin et à Wölfler.

Une fois l'exploration terminée, le côlon transverse est relevé, son méso tendu, effondré largement, et la paroi postérieure de l'estomac, dans la région de la poche pylorique, attirée *très facilement hors du ventre*, pendant qu'on saisit et reconnaît le haut du jéjunum avec son repli, ce qui se fait en beaucoup moins de temps que pour le lire.

Pour clamps, de simples épingles à friser. A 15, 20, 30 ou plus de centimètres de l'origine du jéjunum, celui-ci est sectionné entre deux longues et fines pinces de Kocher, et l'incision prolongée dans le mésentère jusqu'à la première bifurcation artérielle;

---

(1) Roux, C. (de Lausanne) — De la gastro-entérostomie. *Revue de gynécologie et de chirurgie abdominale*, 1897, janvier-février, n° 1, p. 90.

on choisit de préférence pour cette section un endroit où elle puisse être la plus longue, sans dépasser l'arcade du premier rang.

Le bout supérieur du jéjunum, avec sa pince, est alors coiffé d'une compresse de gaze et mis de côté sur la gauche. Le bout inférieur est saisi par l'aide qui tient l'estomac hors de sa brèche méso-colique, et approché mollement au moyen de la pince,

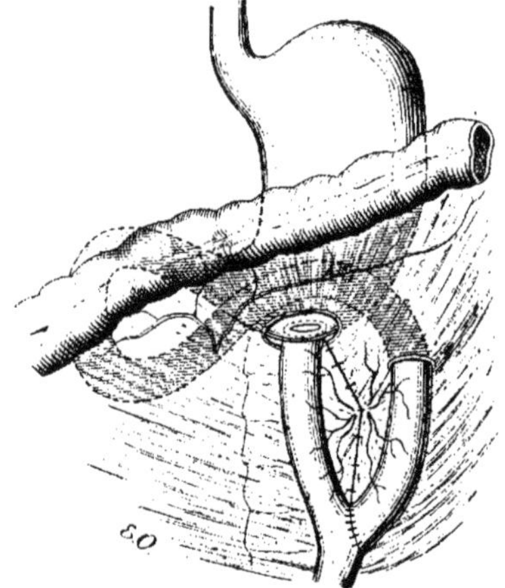

Fig. 4. — Gastro-entérostomie postérieure en Y de Roux.

(Dessin d'après une figure de l'article de Roux : *De la gastro-entérostomie* dans la *Revue de gynécologie et de chirurgie abdominale*, t. I, pl. 3).

On voit la boutonnière créée au mésocôlon transverse pour atteindre la face postérieure de l'estomac, plus bas on voit l'entéro-anastomose entre le bout jéjunal et le bout duodénal.

pendant que nous plaçons un premier plan de suture séro-séreuse continue, à l'aiguille de couturière, sur ce qui sera le bord postérieur de l'ouverture.

Incision de la séro-musculaire stomacale et intestinale selon Barker, Iesselt, dont nous avions imité cette précaution sans le savoir ; seconde suture continue séro-musculaire. Ouverture de la muqueuse stomacale, abrasion de l'intestin derrière la pince de Kocher ; troisième suture continue sur la muqueuse, tout le tour. Suture séro-musculaire profonde antérieure, puis séro-séreuse.

L'estomac est lâché et le méso ordinairement fixé par les bords de sa brèche autour de la collerette gastro-intestinale par quelques points au catgut. Les sutures principales sont faites à la soie.

. . . .

. . . .

L'implantation jéjuno-jéjunale se fait maintenant de la même façon : on choisit autant que possible la face opposée au mésentère et on a soin de faire l'incision beaucoup plus courte, de manière à avoir une communication ressemblant à une grosse ampoule de Vater plutôt qu'à un abouchement ordinaire. C'est facilité par l'existence des plis transversaux de la muqueuse, qui donnent à ses bords ectropionnés plus d'ampleur.

La figure 4 montre les deux abouchements terminés, lorsque le bout supérieur du jéjunum est court et haut placé.

En somme, la gastro-entérostomie postérieure a pour but de mettre en continuité l'origine du jéjunum et la face postérieure de l'estomac qui ne sont séparées l'une de l'autre que par le mésocôlon transverse, lame mince. La voie la plus courte pour créer cette anastomose c'est de perforer simplement le mésocôlon suivant la flèche I, c'est la voie que suivent von Hacker et Roux. Courvoisier pour atteindre l'origine du jéjunum va droit devant lui, traverse la portion gastro-colique du grand épiploon puis le mésocôlon transverse, et attire au dehors les portions de l'estomac et de l'intestin qu'il veut mettre en contact, flèche II. Poucel suit le trajet le plus compliqué, résèque le grand épiploon et suivant la flèche III amène le jéjunum à la face postérieure de l'estomac par devant le côlon transverse. Il fait ainsi une gastro-entérostomie postérieure anté-colique. Courvoisier, von Hacker et Roux font des anastomoses rétro-coliques.

Parmi ces différentes méthodes, la gastro-entéros-

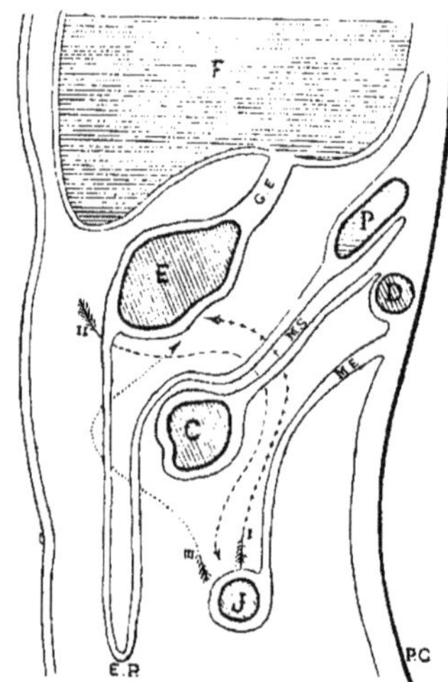

Fig. 5. — Rapports du péritoine avec l'estomac, le colon, l'intestin grêle tels qu'ils sont chez le fœtus.

F, désigne le foie ; E, l'estomac ; P, pancréas ; C, le côlon transverse ; J jéjunum ; D, le duodénum ; GE, l'épiploon gastro-hépatique ; EP, le grand épiploon ; MS, le mésocôlon transverse dont les quatre feuillets ne sont points soudés ; ME, le mésentère. Les flèches indiquent les différentes voies suivant lesquelles on amène le jéjunum ou contact de la face postérieure de l'estomac.

tomie postérieure de von Hacker est celle qui compte les plus nombreux partisans.

Czerny, au congrès international de Moscou, dit n'avoir pratiqué que 13 gastro-entérostomies antérieures contre 77 exécutées par la méthode de von Hacker : « La méthode de von Hacker, dit-il, c'est-à-dire l'anastomose de l'intestin à la paroi postérieure de l'estomac avec le bouton de Murphy a été adopté dans ma clinique comme un procédé courant à cause de la rapidité et de la facilité de son exécution. Toutes les fois qu'il ne se produit aucun incident, il me faut 15 minutes pour l'exécuter, à la condition d'avoir un aide exercé. »

A. Wölfler (1), au Congrès allemand de chirurgie de 1896, met en parallèle la gastro-entérostomie antérieure et la méthode de von Hacker. « Comme la modification apportée par von Hacker donne également de bons résultats, dit-il, elle sera indiquée lorsque la paroi stomacale antérieure sera envahie ou lorsque le mésentère de l'intestin grêle sera trop court. . . . . . . Quant à savoir si la gastro-entérostomie rétro-colique doit plus tard être le procédé habituel comme l'est actuellement la gastro-entérostomie anté-colique, il faut attendre que de nouveaux faits nous permettent de trancher cette question. »

(1) A. Wölfler. — Ueber Magen-Darmchirurgie. Verhandlungen der *Deutschen Gesellschaft fur Chirurgie*. Berlin, 1896, 27-30 mai, p. 118.

INDICATIONS ET CONTRE-INDICATIONS

Depuis le jour où Wölfler(1) (28 septembre 1881) pratiqua la première gastro-entérostomie, pour un néoplasme pylorique inextirpable, le champ de cette opération s'est singulièrement accru. On l'employa d'abord contre les rétrécissements cancéreux du pylore, puis contre les rétrécissements cicatriciels du pylore (2) ou du duodénum. Généralisant de plus en plus, la chirurgie moderne l'appliqua dans la suite à la cure de l'ulcère de l'estomac (3) et plus récemment au traitement des dilatations stomacales et des dyspepsies invétérées (4).

Le temps nous dira ce que vaut la gastro-entérostomie pour le traitement des affections de l'estomac rebelles aux moyens médicaux. A l'heure actuelle, ce

(1) Wolfler (Ant.). — Gastro-enterostomie. *Centralblatt für Chirurgie*. 1881, 12 nov., n° 45, p. 705.

(2) Rydygier. — Der erste Fall von Gastro-enterostomie bei stenose des duodenum in Falge eines Geschwürs, *Beilage zum Centralblatt für Chirurgie*, 1884, n° 23, p. 63.

(3) Defontaine (L.). — De la gastro-entérostomie pour dyspepsies ou gastrites rebelles. *Archiv. provinc. de chir.*, t. VI, n° 3, mars 1897, p. 145.

(4) Bond (J.). — On some cases of non-malignant pyloric stenosis treated by operation, with remarks on the pathology of the disease. 1896, 25 juillet, n° IV, of vol. II, n° 3804, p. 236.

qui est admis par tous, chirurgiens et médecins, c'est que la principale indication de la gastro-entérostomie est le rétrécissement du pylore (1). Dans les faits de ce genre, la gastro-entérostomie s'impose au même titre que la gastrostomie dans les rétrécissements de l'œsophage. Lors donc que l'on trouvera les signes cliniques de la sténose pylorique, c'est-à-dire vomissements fréquents, dilatation de l'estomac, agitation péristaltique et surtout, signe capital, constatation le matin, dans l'estomac à jeun, de liquides résiduels chargés de débris alimentaires, on n'attendra pas, pour pratiquer la gastro-entérostomie, la période d'inanition et de cachexie. Le malade que la sténose pylorique conduisait fatalement à la mort sera sauvé par la gastro-

---

(1) L'ulcère de l'estomac, la lithiase biliaire, l'ingestion de substances caustiques, telles sont les causes principales de la sténose cicatricielle du pylore. La lithiase biliaire agit soit par obstacle mécanique dû aux calculs, soit par la formation d'adhérences, reliquat d'une péricholécystite. Les deux autres affections déterminent le rétrécissement par la production d'un tissu de cicatrice inextensible et rétractile. D'autres causes de rétrécissement encore à l'étude sont : les rétrécissements provenant d'une linite plastite ou sclérose hypertrophique sous-muqueuse et les rétrécissements occasionnés par spasme ou contracture du pylore décrits, ces derniers temps, par Robin et Doyen.

LEJARS, F. — Brûlures de l'estomac par ingestion d'acide chlorhydrique, sténose pylorique rapide. Gastro-entérostomie. Guérison. *Gazette hebdomadaire de médecine et de chirurgie*, 1896, 25 juin, n° 51, p. 601.

HARLEY, G. — Traité des maladies du foie, traduit par Paul Rodet. Paris, 1890, p. 339 et 342.

GALLIARD, L. — De l'obstruction pylorique par calculs biliaires. *Presse médicale*, 1895, 5 octobre, n° 48, p. 377.

MARCHAIS. — Des rétrécissements du pylore d'origine biliaire. *Thèse*. Paris, 1898, janvier.

MAUGOURD. — Obstruction du pylore par calculs biliaires. *Thèse*, Paris, 1897, juillet.

DUPUY, L.-E. — Des sténoses pyloriques. *Archives générales de médecine*, 1895, t. II, p. 641.

entérostomie, temporairement s'il s'agit d'un cancer, définitivement si l'obstacle est de nature fibreuse.

Les rétrécissements cicatriciels du pylore sont le triomphe de la gastro-entérostomie.

Quand le rétrécissement est d'origine cancéreuse, la nature de l'intervention est plus difficile à décider.

Si le cancer n'est pas trop étendu, que le pylore soit mobilisable, il semble préférable d'avoir recours à la pylorectomie, opération plus radicale. Quand le néoplasme a largement envahi l'estomac, que la laparotomie montre des noyaux secondaires dans le foie ou un semis cancéreux sur le péritoine, il ne saurait être question d'opération d'aucune sorte. D'une manière générale, les interventions pour tumeurs malignes ne sont justifiées que si elles sont hâtives. Quand le malade est arrivé à la période de généralisation et de cachexie ultime, le chirurgien doit savoir s'abstenir, pour ne point faire office de bourreau, suivant l'énergique

---

HANOT et GOMBAULT, A. — Étude sur la gastrite chronique avec sclérose sous-muqueuse hypertrophique et rétro-péritonite calleuse. *Archives de physiologie normale et pathologique*, 1882, 2e série, t. IX, p. 412 et suivantes.

ROBIN, A. — Sur les sténoses incomplètes pyloriques et sous-pyloriques. *Bulletin de l'Académie de médecine*, 1897, séance du 25 mai 1897, t. XXXVII, n° 21, p. 656.

DOYEN. — Le spasme du pylore, ses rapports avec l'hypersthénie gastrique. *La Médecine moderne*, 1897, 29 mai, n° 43, p. 337.

JABOULAY (M.). — La gastro-entérostomie. La jéjuno-duodénostomie. La résection du pylore. *Archives provinciales de chirurgie*, 1892, t. I, juillet, n° 1, p. 1.

HACKER (von). — Ueber Magenoperationen bei Carcinom und bei narbigen stenosen. *Wiener klinische Wochenschrift*, 1895, n° 25, p. 447; n° 27, p. 488; n° 33, p. 589; n° 34, p. 606; n° 35, p. 622; n° 36, p. 636.

GUINARD (A.). — Traitement chirurgical du cancer de l'estomac. Paris, 1892.

LAMBRET (C.). — Gastro-entérostomie et cancer gastrique. *Bulletin Médical*, 1897, 10 octobre, n° 81, p. 933.

expression de Roux. La gastro-entérostomie, dans les cancers du pylore, ne trouve donc son indication que dans les cas moyens, c'est-à-dire dans ceux où le pylore, en raison de ses adhérences, serait difficilement extirpable et où, d'autre part, la généralisation cancéreuse ne semble pas encore effectuée. Dans les faits de cette nature, la gastro-entérostomie permettant aux aliments d'éviter l'obstacle pylorique, supprimant par cela même les vomissements, donnera au malade la possibilité de l'alimentation et l'illusion d'une guérison durable.

Indications spéciales de la gastro-entérostomie de von Hacker. — Quand une gastro-entérostomie s'impose, la seule contre-indication à la méthode de von Hacker est son impossibilité. Dans certains cas, les adhérences de la paroi postérieure de l'estomac au pancréas rendent impossible sa traction à travers la boutonnière du mésocôlon ; Salzer, Brenner dans des cas de carcinome, Chaput (1) dans un cas de linite plastique, Tuffier dans un cas de rétrécissement cicatriciel, n'ont pu attirer l'estomac suffisamment au dehors et ont dû se résoudre à une gastro-entérostomie antérieure, seule possible. Czerny également réserve la méthode de Wölfler aux cas où l'estomac n'est pas mobilisable. Une disposition qui sans être une contre-

---

(1) Chaput. — De la gastro-entérostomose par le bouton anastomotique du Dr Chaput avec présentations des pièces. Rétrécissement musculaire du pylore. Gastro-entérostomie avec le bouton anastomotique de Chaput. Mort d'épuisement. Sutures parfaites. *Bulletins de la Société anatomique*, 71e année, 1896, pages 22 et 154.

indication est parfois une gêne, c'est l'épaisseur insolite du mésocôlon transverse. Cette disposition a été rencontrée par M. Tuffier deux fois au cours des gastro-entérostomies postérieures qu'il a été amené à pratiquer par le procédé de Courvoisier ou par le procédé de von Hacker.

PRÉPARATIFS

I. ***Instruments et matériel.*** — L'instrumentation nécessaire à la gastro-entérostomie postérieure n'a rien de particulier, c'est celle de toute laparotomie. La chirurgie intestinale a depuis très longtemps préoccupé l'ingéniosité des chirurgiens qui s'évertuèrent à inventer des instruments nouveaux : aiguilles et pinces spéciales, clamps et compresseurs, plaques et anneaux résorbables, bobines et boutons de toute forme. Un seul instrument, la petite pince à forcipressure à griffes représentée dans la figure 6, mérite une mention spéciale ; elle est parfaite pour maintenir accolées les surfaces intestinales, pendant que l'on pratique les sutures.

Lire sur ce sujet :

Doyen. — Traitement chirurgical des affections de l'estomac et du duodénum. Paris, 1895.

Chaput. — Technique et indications des opérations sur l'intestin, l'estomac et les voies biliaires, Paris, 1892.

Derocque (P.). — De l'entérectomie avec rétablissement immédiat de la continuité de l'intestin. *Thèse*, Paris, 1897.

Pour mener à bonne fin une gastro-entérostomie postérieure, il sera bon de se munir des instruments suivants :

1 bistouri droit ;
2 paires de ciseaux droits, forts ;
1 paire de ciseaux courbes ;
30 pinces à forcipressure ;
1 pince à dissection ;
2 pinces à dissection à dents de souris ;
1 sonde cannelée, ou un stylet ;
4 ou 6 pinces à forcipressure à griffes de Chaput ;
6 pinces longues à anneaux pour les compresses ;
2 pinces Clamp courbes de Doyen ;
2 aiguilles de Reverdin longues (droite et courbe) ;
1 aiguille à pédale ;
2 aiguilles de Reverdin fines (droite et courbe) ;
6 aiguilles ordinaires de couturière ;
1 pince porte aiguille de Doyen avec plusieurs aiguilles à chas fendu ;
2 écarteurs de Farabœuf ;
2 écarteurs d'Ollier ;
1 écarteur articulé.

Les pinces Clamp courbes de Doyen, de même que les écarteurs, ne sont pas indispensables, mais il est bon de les avoir à sa disposition.

Parmi les différents modèles d'aiguilles que nous indiquons chaque chirurgien choisit suivant ses préférences.

L'aiguille qui tend de plus en plus à réunir les suffrages pour les sutures intestinales est la simple aiguille de couturière ; elle a pour elle sa simplicité, la modicité

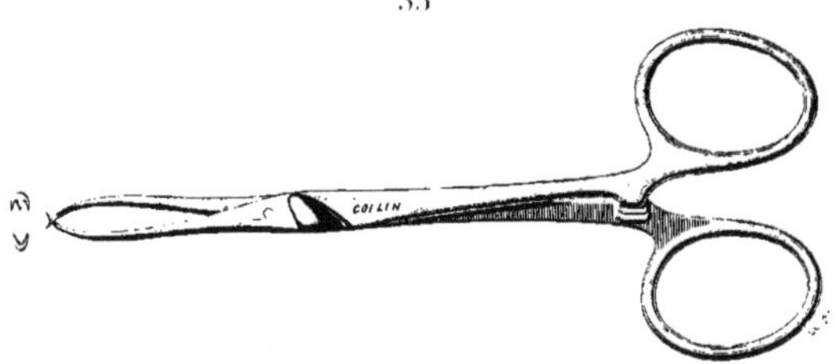

Fig. 6. — Pince érigne de Chaput.

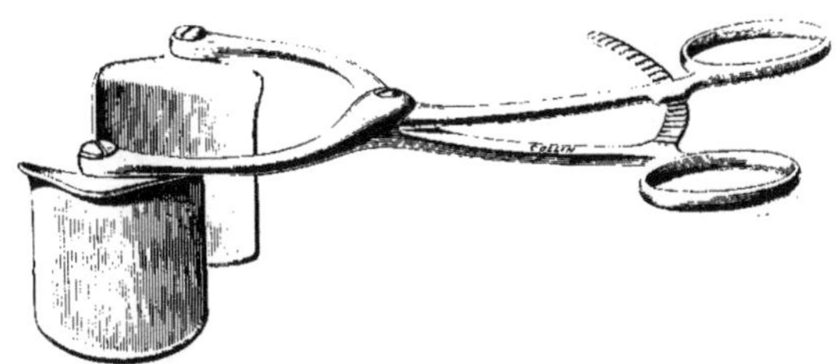

Fig 7. — Écarteur bivalve articulé pour tenir écartés les bords de la plaie abdominale pendant l'exploration de la région pylorique.

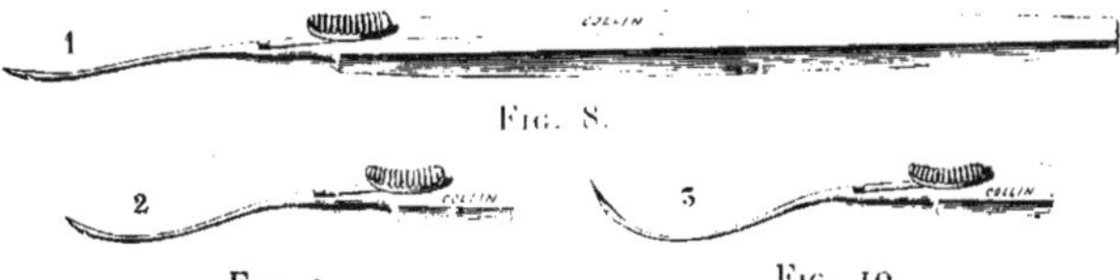

Fig. 8.

Fig. 9. Fig. 10.

aiguilles de reverdin fines (droite et courbes).

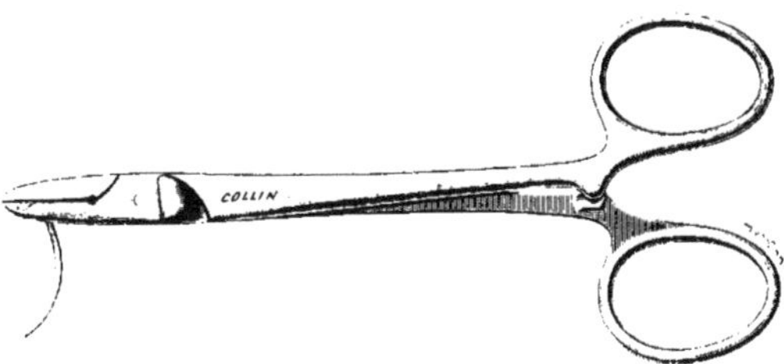

Fig. 11. — Aiguille et pince porte aiguille de Doyen.

de son prix; entre des mains exercées elle est aussi commode que n'importe quelle autre. Terrier la préco-

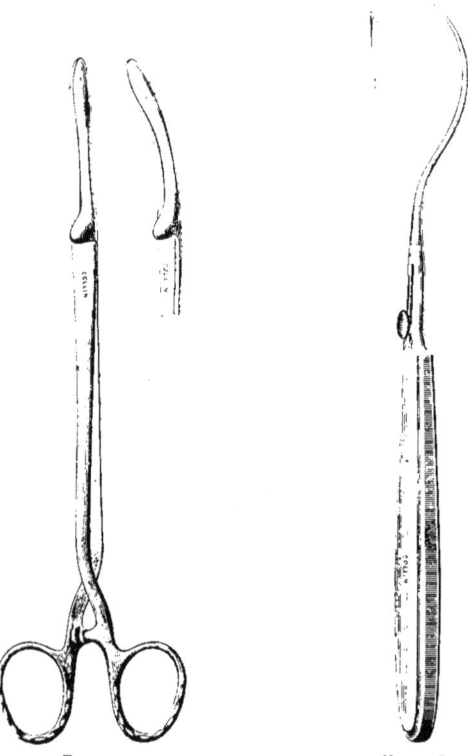

Fig. 12.
PINCES A ANNEAUX ONDULÉS POUR LES COMPRESSES ÉPONGES (DROITE ET COURBE).

Fig. 13.
AIGUILLE DE REVERDIN POUR LA SUTURE DE LA PAROI.

nise, Tuffier l'a adoptée après essai des autres, Roux l'emploie d'une façon systématique.

On pourra également se munir d'un thermocautère qui sera quelquefois utile (1).

Table d'opération. — La table d'opération sera la simple table en bois blanc peinte, assez élevée pour que le champ opératoire se trouve au niveau du thorax du chirurgien. Deux tables moins élevées sont nécessaires pour supporter les plateaux.

Fils. — Le fil le meilleur pour la gastro-entérostomie de même que pour toutes les entéro-anastomoses est la soie fine ; on se sert généralement de la soie n° o (Froger) pour les sutures intestinales et les liga-

---

(1) Le chirurgien devra en plus avoir à sa disposition le matériel ordinaire de toute opération.

Solutions. — Une dizaine de litres de sublimé à 1 pour 1,000 ; de l'alcool à 90°, de l'éther anesthésique ; pour les suites opératoires, plusieurs litres de solution saline pour injections sous-cutanées ou intra-veineuses ; cette solution répond à la formule suivante :

Na Cl.	7	grammes.
Sulfate de soude. . .	5	—
Eau distillée. . . .	1,000	—

Elle est stérilisée à l'autoclave et conservée dans des ballons de verre de 1.200 à 1,500 grammes de capacité.

On se munira également de la solution de caféine ainsi formulée :

Caféine.	2,50	grammes.
Benzoate de soude. . .	2,95	—
Eau distillée, q. s pour	10	centim. cubes.

Chaque centimètre cube de cette solution représente $0^{gr},25$ de caféine.

Compresses. — Les compresses sont de deux sortes : les unes de grandes dimensions pour recouvrir le champ opératoire, les autres petites pour servir d'éponges et de tampons.

tures, de la soie n° 6 pour la suture de la paroi, de crins de Florence pour la suture de la peau.

Aides. — Les chances d'infection croissant en raison directe du nombre de mains en contact avec le champ opératoire, il est bon de s'habituer à n'avoir qu'un seul aide direct. Un aide expérimenté est ordinairement suffisant, même dans les cas difficiles. On aura en plus un assistant exercé pour donner l'éther. Il faudra aussi un ou deux aides quelconques pour porter le malade, approcher les plateaux, etc., etc. En somme, un minimum de quatre personnes, y compris l'opérateur, est nécessaire mais suffisant.

II. ***Disposition de la salle d'opération.*** — La table d'opération est placée en bonne lumière ; de chaque côté d'elle, on dispose à portée des opérateurs une table de moindres dimensions.

Elles sont faites avec plusieurs doubles du tissu dit gaze mousseline sans apprêt dont le prix est minime.

Toutes ces compresses sont stérilisées à l'autoclave, dans des boîtes métalliques nickelées à fermeture en baïonnette. Il faut placer, au milieu de la boîte de compresses, un tube témoin qui permettra de s'assurer que la chaleur a bien pénétré partout et par conséquent que la stérilisation est complète. La composition du tube témoin due à Terrier est la suivante :

Acide phtallique . . .	25
— picrique. . . .	0,50
Hélianthine	0,05

Ce mélange pulvérulent est enfermé dans de petits tubes de verre fermés à la lampe. Porté à 127° le mélange fond et prend une belle teinte rouge.

La petite table du côté droit (côté du chirurgien) supportera : une cuvette de sublimé pour les mains et un plateau d'instruments contenant le bistouri, ciseaux, pinces à disséquer, aiguilles, quelques pinces à forcipressure. La petite table du côté gauche (côté de l'aide) supportera : une cuvette de sublimé pour les mains, une cuvette à compresses et tampons, un plateau d'instruments contenant les pinces à forcipressure, une paire de ciseaux, les écarteurs, les pinces à tampons, les fils, qu'il vaut quelquefois mieux tenir sur un petit plateau spécial, coupés d'avance aux dimensions convenables.

De cette disposition il résulte que le chirurgien et son assistant prennent directement les instruments dans les plateaux.

III. ***Préparation du malade.*** — La veille de l'opération, le malade est purgé et prend un bain savonneux ; le soir de ce jour, on rase avec soin la poitrine et l'abdomen s'il y a lieu, et on administre un lavement simple. Le malade ne prend comme aliment que du lait ou du potage au lait.

La plupart des chirurgiens ont abandonné les lavages d'estomac avant l'opération, jugeant impossible le nettoyage complet de la cavité gastrique ; ils ont renoncé également à l'usage de l'antisepsie intestinale par le benzo-naphtol, d'un usage si courant il y a quelques années. On pratique plus volontiers les injections sous-cutanées de solutions salines à la dose de 500 à 1,000 grammes, à titre de tonique général : c'est le reconstituant à la mode.

Le matin de l'opération, les jambes du malade sont enveloppées d'ouate jusqu'à mi-cuisses.

Le malade est endormi à l'éther et placé sur la table d'opération, une serviette est enroulée autour de sa poitrine, une alèze recouvre les jambes et les cuisses jusqu'au pubis. L'abdomen entier est savonné et brossé vigoureusement jusqu'au-dessus de l'appendice xyphoïde, puis lavé à l'alcool et au sublimé au millième. On soigne tout spécialement le nettoyage de l'ombilic.

Les régions désinfectées sont couvertes de compresses aseptiques qui ne laissent à découvert que la ligne d'incision. Le chirurgien se place à la droite du malade, l'aide se place à gauche.

OPÉRATION

I. ***Incision de la paroi.*** — L'incision de la paroi abdominale est faite entre l'appendice xyphoïde et l'ombilic, sur une longueur de 8 à 10 centimètres ; si cette longueur est insuffisante il ne faut pas craindre d'agrandir l'incision. On sectionne successivement la peau, le tissu cellulaire, le plan musculo-aponévrotique, en ayant soin de pratiquer au fur et à mesure une hémostase aussi parfaite que possible. On arrive sur le péritoine, on l'ouvre et on en repère les bords au moyen de pinces à forcipressure. Les bords de la plaie sont couverts de compresses aseptiques ; les pinces péritonéales sont seules laissées au-dessus.

II. ***Exploration de la région.*** — Quand on ouvre l'abdomen d'un malade qui a présenté le tableau clinique de la sténose du pylore, il est de règle de constater des néo-membranes, des brides fibreuses qui partent de la vésicule biliaire, du bord antérieur du foie pour gagner la région pylorique. Sur la petite courbure ou dans la région du pylore, le doigt perçoit des plaques indurées plus ou moins étendues. Cette exploration attentive de la région est très importante ; elle précise ou rectifie le diagnostic, permet de poser les indications opératoires. On se rend compte de l'étendue des adhérences entre l'estomac et les viscères voisins, de la présence ou de l'absence de l'engorgement ganglionnaire ou des nodules cancéreux sur le foie ou le péritoine. On délimite avec soin l'induration stomacale, on cherche à déterminer si cette néo-formation est du tissu de cicatrice ou du tissu néoplasique.

Un point capital de cette exploration est l'appréciation du degré de rétrécissement pylorique. Doyen conseille dans ce but de déprimer avec le doigt la paroi stomacale et de tâcher de pénétrer dans le pylore. Le doigt entier, même coiffé des tuniques de l'estomac, peut pénétrer dans un pylore normal pendant l'anesthésie chloroformique (1).

L'exploration sera complétée par la recherche de la première portion du jéjunum, point sur lequel doit porter l'anastomose. Le temps n'est plus où l'on prenait la première anse venue. Les erreurs commises à ce point de vue par les premiers opérateurs ont instruit les chirurgiens. Se rappelant ses notions d'anatomie sur la terminaison du duodénum au-dessous de la racine du mésocôlon transverse, l'opérateur fera relever et tendre le côlon transverse et le grand épiploon et il ira saisir, à la base du mésocôlon, sur la

(1) Nous avons fait cette manœuvre sur des cadavres et nous avons pu pénétrer dans le pylore toutes les fois qu'il était normal. Deux fois nous fûmes arrêtés : il s'agissait de cancers du pylore.

partie latérale gauche de la colonne vertébrale, la première anse intestinale qui sera sûrement l'origine du jéjunum. Le doigt la sent facilement, l'œil peut contrôler la prise.

Cette exploration complète prendra quelques minutes seulement à un opérateur exercé.

III. ***Perforation du mésocôlon transverse.*** — Le haut du jéjunum étant reconnu et saisi, pour l'amener au contact de la paroi postérieure de l'estomac, il faut perforer l'écran qui les sépare. Dans le mince feuillet du mésocôlon se dessinent des arcades vasculaires, c'est au milieu d'un des espaces compris entre ces arcades qu'avec la pointe d'un ciseau on fait un orifice que le doigt complètera. La création de cette fenêtre ne détermine généralement aucune perte de sang.

A travers cette déchirure, large comme la paume de la main, on va saisir la paroi postérieure de l'estomac et on l'attire au dehors pour la mettre en regard de l'intestin. Les cas exceptionnels mis à part, il est facile habituellement d'amener à travers la seule fenêtre méso-colique la face postérieure de l'estomac et le haut du jéjunum en dehors de la cavité abdominale et d'opérer, pour ainsi dire, hors du ventre.

L'intestin et l'estomac sont appliqués l'un à l'autre sur une longueur d'une dizaine de centimètres au moyen des petites pinces spéciales. La ligne d'accolement doit, sur l'estomac, porter à un centimètre et demi ou deux centimètres de la grande courbure, plus ou moins loin du pylore, suivant l'étendue du néoplasme. Sur l'intestin, elle doit porter sur le bord opposé à l'insertion mésentérique. Par le fait même que l'on relève le jéjunum pour l'amener au dehors, le bout efférent se trouve être à droite du bout afférent ; en sorte que le cours du

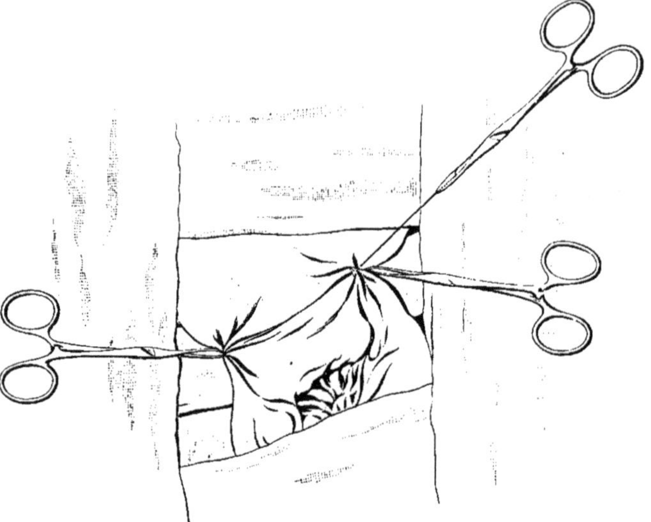

Fig. 14. — Disposition du champ opératoire.

L'intestin est accolé à l'estomac sur une longueur de dix centimètres au moyen des pinces érignes, le premier point de suture séro-séreux est fait. Des compresses limitent le champ opératoire; sous la ligne d'accolement une compresse a été glissée.

liquide intestinal se ferait dans le sens contraire aux aiguilles d'une montre, c'est-à-dire dans le même sens que les mouvements péristaltiques ; c'est ce que l'on voulait obtenir. Il est inutile, nous le répétons, de réfléchir au sens à donner à l'anse intestinale, elle se met naturellement dans la bonne direction.

Quand on a ainsi fixé l'un à l'autre l'estomac et l'intestin, on rentre dans l'intérieur de l'abdomen le côlon transverse et l'épiploon, on entoure le champ opératoire de compresses aseptiques et on glisse sous la ligne d'accolement une petite compresse comme il est indiqué sur la figure. Ces précautions minutieuses ont pour but de s'opposer à l'écoulement de liquide intestinal dans la cavité péritonéale. En attirant l'estomac et l'intestin au dehors du ventre, on a l'avantage d'opérer ainsi à découvert, aseptiquement. Mais, en outre, cette manœuvre fait par cela même la coprostase, de sorte qu'il n'est pas indispensable de placer sur l'intestin des clamps ou des ligatures provisoires.

IV. ***Création de la bouche anastomotique.*** — *Sutures.* — Ce n'est qu'après avoir pris toutes ces précautions que l'on commence les sutures ; celles-ci consisteront en un plan séro-séreux postérieur, un plan muco-muqueux postérieur, un plan muco-muqueux antérieur et un plan séro-séreux antérieur. Les plans muco-muqueux antérieur et postérieur devront être reliés l'un à l'autre avec un très grand soin, de même les deux plans séro-séreux, de façon qu'il n'y ait que deux véritables plans : un plan muco-muqueux situé à l'intérieur, un plan séro-séreux qui entoure le plan muqueux.

Chaque chirurgien apporte des variations individuelles dans la manière de coudre ; tantôt on fait des points séparés, tantôt des surjets ; Doyen préconise un surjet spécial que l'on arrête tous les trois ou quatre points en passant l'aiguille dans le point précédent et il le dénomme « suture en surjet à points renforcés ». S'il me fallait opter pour un mode de suture je choisirais le surjet de Doyen ; je décrirai cependant,

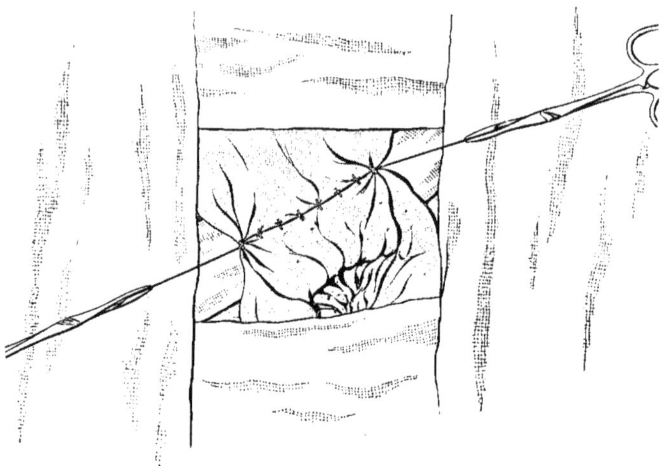

Fig. 15.

La première ligne de points séro-séreux est faite. Une pince à forcipressure tient à chaque extrémité le fil qui doit être attaché aux points antérieurs.

pour le plan séro-séreux, la suture à points séparés, c'est celle que j'ai vu le plus souvent pratiquée et elle donne à Tuffier d'excellents résultats.

Je ne sais pas du reste s'il faut attacher grande importance à ces variantes, mais ce qui est capital c'est, quand on fait les points séro-séreux, de respecter scrupuleusement la muqueuse et, quand on fait les points muco-muqueux, de respecter scrupuleusement la séreuse. On fera donc, pour les points séro-séreux, des points dits de Lambert, c'est-à-dire que l'aiguille pénètre la séreuse, la musculeuse, rampe, sur une distance de quelques millimètres, dans l'épaisseur de la celluleuse et va ressortir, au niveau de la séreuse, à 5 millimètres au moins de son point d'entrée. En prenant ainsi toute l'épaisseur de la paroi, la muqueuse exceptée, on obtient des points solides ne déchirant pas les tissus, et une large surface d'accolement, condition importante.

1° *Suture séro-séreuse postérieure.* — Entre les deux pinces d'affrontement, on pratique donc, en s'inspirant de ces données, une série de points séparés, ou un surjet de Doyen, sur une longueur de 10 centimètres (voir fig. 15). Au niveau du premier point et au niveau du dernier, on laisse une longueur de fil d'une dizaine de centimètres, ce fil est maintenu par une pince à forcipressure.

2° *Suture séro-séreuse antérieure. Points d'attente.* — On pourrait, à ce moment, faire l'incision des tuniques intestinales et pratiquer les sutures muqueuses, c'est ce que font la plupart des chirurgiens. Terrier et après lui Tuffier ont préféré placer d'avance les points séro-séreux antérieurs. Ces points sont placés suivant un arc de cercle dont les extrémités rejoignent les deux bouts de la première ligne de suture, corde d'un arc dont la flèche aura deux centimètres environ. Ces points ne sont pas serrés; les deux extrémités de chaque fil sont maintenues par une pince à forcipressure, le milieu en est replié en anse et, comme il est indiqué sur la figure 16, les fils séparés les uns des autres par des petites compresses sont rejetés de chaque côté, de manière à laisser libre le point où doit porter l'incision.

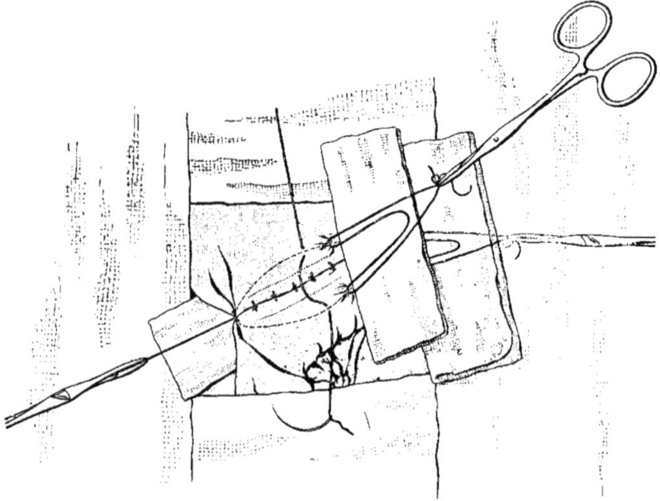

Fig. 16.

Les points d'attente séro-séreux antérieurs sont déjà placés sur le côté droit de la figure, chaque fil courbé en anse en son milieu a ses deux extrémités maintenues dans les mors d'une pince à forcipressure. Il est séparé du fil qui le précède par une petite compresse.

Les compresses qui séparent ces fils ont pour but d'éviter qu'ils ne s'embrouillent et de permettre de les retrouver facilement au moment voulu.

3° *Ouverture de l'intestin.* — Dans l'aire comprise entre l'arc et la corde formés par les deux lignes de suture, on incise les tuniques intestinale et stomacale sur une longueur de cinq centimètres; la ligne d'incision devra être, autant que possible, également distante des deux

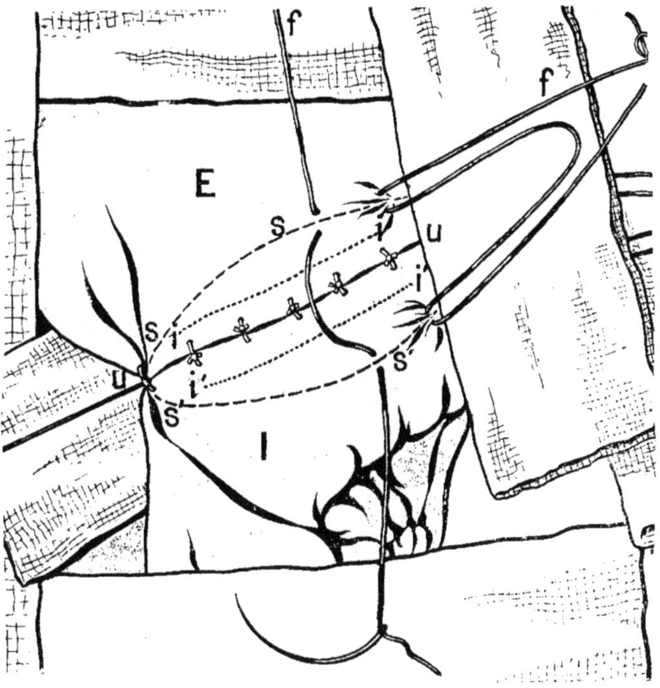

Fig. 17.

Même figure que précédemment. En *ss*, *ss* on voit la ligne courbe suivant laquelle sont faits les points de suture d'attente F; en *uu* se trouve la ligne d'union; *ii*, *i'i'* représente la ligne suivant laquelle sera pratiquée l'ouverture des cavités intestinale et stomacale. E désigne l'estomac, I le jéjunum.

lignes de sutures séro-séreuses. Quand on a traversé la couche musculaire, épaisse sur l'estomac, mince sur l'intestin, on ouvre la muqueuse. A ce moment on a placé de nouvelles compresses aseptiques sur tout le champ opératoire et on a soin d'éponger scrupuleusement les gouttes de suc gastrique ou intestinal qui s'écoulent au moment de l'ouverture des cavités intestinales. La section des tuniques stomacale ou jéjunale s'accompagne parfois d'une légère hémorragie ; si un vaisseau saigne, on le pince et on le lie.

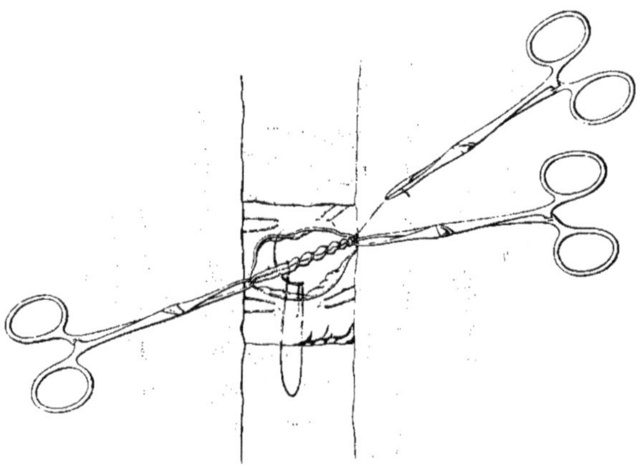

Fig. 18. — Surjet muco-muqueux.

Les muqueuses stomacales et intestinales ont été ouvertes. L'aiguille fait le surjet muco-muqueux postérieur, à droite de la figure le bout initial du surjet est maintenu entre les mors d'une pince à forcipressure, pour être rattaché au bout terminal du surjet antérieur. De nouvelles compresses ont été surajoutées de manière à limiter strictement le champ opératoire. Elles seront jetées dès que la cavité intestinale sera fermée.

4° *Suture muco-muqueuse.* — L'ouverture de l'intestin et de l'estomac étant faite, les pinces à griffes viennent accoler les deux muqueuses l'une à l'autre comme elles avaient accolé les deux séreuses ; sur ces muqueuses stomacale et intestinale, l'aiguille fait rapidement un surjet, à points, renforcés pour éviter le froncement en bourse, assez fortement serrés pour faire l'hémostase (fig. 18

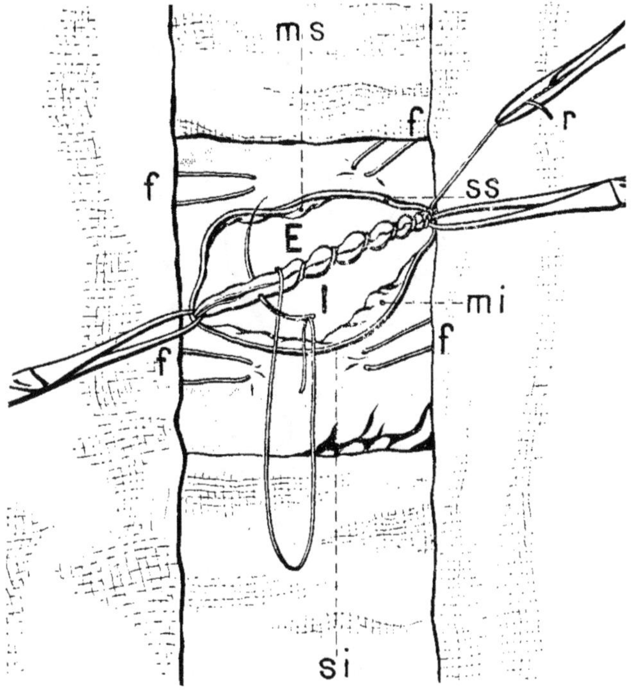

Fig. 19. — Surjet muco-muqueux.

Même figure que précédemment. On voit en E la cavité stomacale ouverte, en I la cavité intestinale ouverte ; en *mi*, *ms* on aperçoit la muqueuse intestinale et stomacale exubérante ; *ss* représente la coupe de la séro-musculaire stomacale ; *si* représente la coupe de la séro-musculaire intestinale ; *f*, *f*, désignent les fils d'attente. Le fil initial du surjet muco-muqueux est maintenu par une pince.

et 19). A l'extrémité du surjet, une certaine longueur de fil a été laissée ; elle permettra de lui relier le surjet muco-muqueux antérieur que l'on pratique à ce moment. Les nœuds des fils postérieurs se trouveront

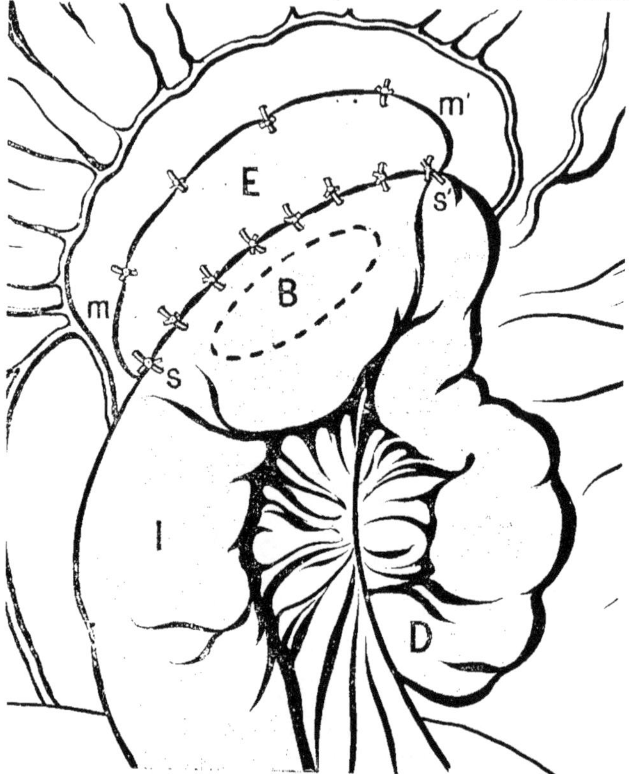

Fig. 20. — Opération terminée.

Le jéjunum I est anastomosé à la face postérieure de l'estomac E. En *s*, *s'* on voit la ligne des points séro-séreux antérieurs. En B on voit figuré en pointillé l'orifice anastomotique. Les bords MM de la brèche créé dans le mésocôlon transverse ont été suturés par quatre points à la face postérieure de l'estomac. En D on voit la terminaison du duodénum.

placés sur la face interne de la muqueuse, les nœuds des fils antérieurs à la face externe de cette muqueuse.

Après avoir enlevé les compresses les plus superficielles qui auraient pu être souillées par le suc intesti-

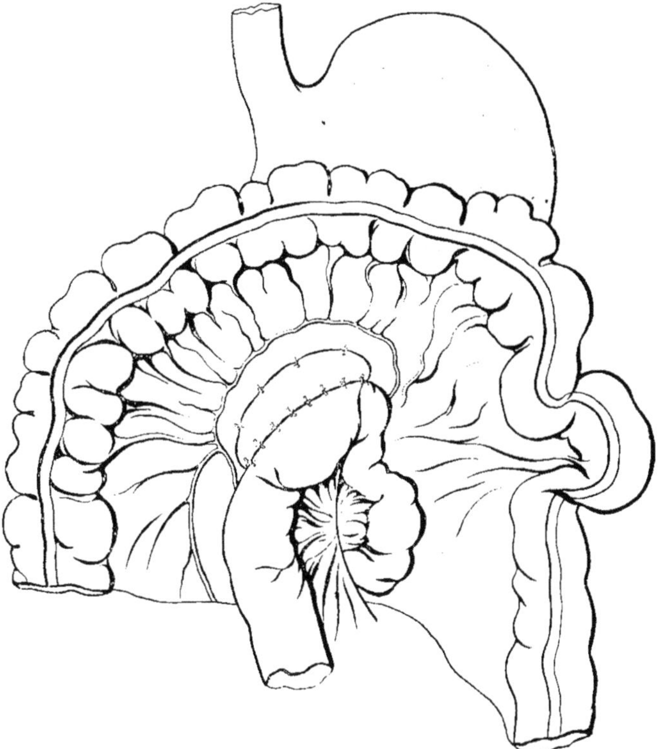

FIG. 21. — VUE D'ENSEMBLE

Dessin d'après les pièces d'une autopsie (obs. 47).

On voit l'estomac à travers la fenêtre pratiquée à la base du mésocôlon transverse dans une arcade vasculaire. Le jéjunum est dirigé en bas et à droite du sujet. Le grand épiploon n'est pas figuré, on le suppose rabattu derrière le côlon transverse.

nal, on n'a plus alors qu'à serrer la rangée de fils séro-séreux d'attente, ce qui se fait très rapidement, les fils étant séparés les uns des autres, comme nous l'avons dit. Le placement des fils d'attente a pour but de réduire au minimum le temps pendant lequel la muqueuse peut être au contact du péritoine. S'il y a lieu ces fils seront renforcés par quelques points supplémentaires. Il faut absolument que la muqueuse n'apparaisse en aucune façon entre les points séro-séreux.

On n'oubliera pas à ce moment de placer quelques points séparés unissant à la paroi stomacale les bords de la fenêtre méso-colique de manière à la fermer complètement, précaution très importante pour éviter les dangers d'étranglement interne. Il est préférable de mettre ces points de suture entre l'estomac et le méso-còlon dès le début avant de pratiquer l'anastomose.

V. ***Suture de la paroi abdominale.*** — La suture terminée, l'anastomose faite, on essuie les viscères et on les réduit dans l'abdomen, on n'a plus qu'à suturer la paroi abdominale. Cette suture doit être faite à trois étages : étage péritonéal, étage musculaire, étage tégumentaire. Les deux premiers étages de suture sont faits à la soie ou au catgut, le dernier au crin de Florence. Si l'on se sert de soie, il est préférable de faire des points séparés pour n'avoir pas, si un fil s'élimine, un écartement de toute la ligne de suture.

L'opération est terminée, on recouvre la plaie de compresses stérilisées et d'une seule couche d'ouate hydrophile maintenues par un bandage de flanelle.

VI. ***Durée de l'opération.*** — Une heure ou une heure et demie, tel est le temps assigné par la plupart des chirurgiens à la gastro-entérostomie postérieure, le temps n'est pas plus long que celui qui est nécessaire pour une gastro-entérostomie antérieure. On peut le réduire dans de grandes limites. Par l'emploi du bouton de Murphy, Czerny est arrivé à ne pas dépasser dans certains cas le délai d'un quart d'heure.

Remarques. — Le procédé que je viens de décrire est celui que l'on emploie dans le service de Tuffier à la Pitié ; le procédé de von Hacker en diffère par quelques points de détail. Je remercie ici M. le Professeur von Hacker de m'avoir, par une communication particulière, donné avec tant d'obligeance la description complète de sa méthode.

Au point de vue de l'instrumentation, von Hacker emploie le porte-aiguilles de Dieffenbach et des aiguilles spéciales rondes à courbures variées de deux à trois centimètres de longueur et dont la partie voisine du chas est aplatie.

Depuis très longtemps von Hacker explore la perméabilité du pylore en refoulant en doigt de gant la paroi antérieure de l'estomac à travers l'orifice pylorique, comme on refoule la peau du scrotum lorsqu'on veut constater la largeur d'un anneau inguinal.

Il cherche à placer l'ouverture de l'estomac en un point le plus profond possible de l'organe proche la petite corbure et à ne pas donner trop de longueur à la portion d'intestin comprise entre la naissance du jéjunum et le point d'anastomose.

Pour pratiquer l'anastomose stomaco-jéjunale voici comment il procède : « Je me place, dit-il, à droite du malade et je commande à un aide, qui généralement est placé à ma gauche, de saisir l'estomac avec les deux mains, de telle façon que ses deux pouces soient appliqués sur la paroi antérieure de l'estomac et que ses doigts embrassent, à droite et à gauche, le côlon transverse. A l'aide d'une forte pronation des deux mains on fait pivoter l'estomac de telle sorte que l'épiploon et le côlon transverse soient rabattus par en haut et que la paroi postérieure de l'estomac apparaisse par transparence à travers le mince feuillet postérieur du mésocôlon. C'est à ce moment que, près du pancréas, je cherche le repli duodéno-jéjunal qui me permet aussitôt de trouver la première anse jéjunale. Je choisis ensuite sur ce feuillet un point correspondant à la paroi postérieure de l'estomac et situé dans une arcade vasculaire de manière que je puisse dilacérer ce feuillet avec deux pinces à disséquer sans léser de vaisseau important. La brèche méso-colique, élargie avec les doigts, est ensuite suturée circulairement par six points à la paroi postérieure de l'estomac. C'est alors que je suture l'une à l'autre la séreuse et la paroi postérieure de l'estomac en suivant la direction indiquée par notre figure 31.

« Mais au préalable le jéjunum a été vidé de son contenu par expression de ses parois entre les doigts agissant dans les deux sens, puis l'anse qui a été vidée est isolée et obturée avec deux liens faits de gaze iodoformée (ou à l'aide de deux clamps intestinaux de von Hacker revêtus de drains). Mèches de gaze ou clamps sont passés à travers une brèche du mésentère faite en un point où on ne découvre pas de vaisseaux. Puis l'intestin est ouvert *jusqu'à sa lumière*, par une incision faite d'un coup de ciseaux, incision qui porte perpendiculairement à l'axe longitudinal de l'intestin. On éponge alors l'intérieur du tube intestinal; sur l'estomac, à environ un centimètre de la ligne de suture séro-séreuse préalablement placée, on fait une incision de 4 ou 5 centimètres correspondant, par sa direction, au grand axe de la plaie intestinale. Cette incision ne doit intéresser que la séreuse et la musculaire ; pour le moment la muqueuse doit encore rester intacte. On lie les vaisseaux qui donnent. On réunit ensuite la séro-musculaire de l'estomac et celle de l'intestin à l'aide de points séparés et en procédant de dedans en dehors. Lorsque la suture est faite sur toute la demi-circonférence postérieure on ouvre seulement l'estomac, c'est-à-dire qu'on incise la muqueuse. . . . .

L'assistant placé à gauche est chargé de s'opposer à l'issue du contenu stomacal ; la chose est plus facile qu'on ne croit ; pour cela avec l'un, ou, de préférence, avec les deux pouces intimement accolés l'un à l'autre, il refoule la paroi antérieure de l'estomac à travers la brèche méso-colique qui a été suturée à la paroi postérieure de l'estomac. Cette manœuvre, qui refoule les deux parois de l'estomac en une saillie convexe, n'a besoin d'être poussée que jusqu'au point d'amener en contact les deux parois. En même temps, l'assistant soulève l'intestin, l'amène en haut et en avant, tout en le tenant horizontal. Par suite de cette manœuvre, il faut avoir soin, en incisant la muqueuse de la paroi postérieure de l'estomac, de ne pas intéresser en même temps la muqueuse de la paroi antérieure qui est appliquée contre elle. Aussitôt l'estomac ouvert, je place très rapidement une suture continue sur la muqueuse, d'abord dans la moitié postérieure puis dans la moité antérieure de la circonférence. Les lumières de l'estomac et de l'intestin en sont ainsi complètement fermées ; je fais alors les points séparés séro-musculaires, renforcés de quelques points de Lambert aux endroits qui me semblent peu sûrs ».

SOINS CONSÉCUTIFS

Jour de l'opération. — Le malade, immédiatement après l'opération, est reporté dans un lit maintenu chauffé par des boules d'eau chaude. Si l'opération a été pratiquée le matin, il sera maintenu à la diète pendant toute la journée ; ce n'est qu'à partir de 7 heures ou de 8 heures du soir qu'on pourra lui donner quelques cuillerées de liquide (champagne ou rhum) et quelques fragments de glace à sucer. Si le pouls est faible on pratiquera deux ou trois injections de caféine et des injections de 1,000 ou 1,500 grammes de solution saline. Pour la nuit, une injection de morphine sera prescrite.

Deuxième jour. — On pourra, le lendemain de l'opération, donner au malade à boire du champagne, du cognac, de l'eau de Vichy et s'il le désire du lait. Si le malade vomit en abondance, il ne faut pas hésiter à lui laver l'estomac. Le soir de ce jour, le malade recevra un lavement nutritif précédé d'un lavement évacuateur.

Le lavement nutritif devra être peu abondant pour

qu'il puisse être gardé, il répondra par exemple à la formule suivante :

Lait.	} *aa*	50 grammes.
Bouillon.. . .		
Rhum. . . .		30 —
Jaune d'œuf. .		n° 1.
Peptone.. . .		5 grammes.

Troisième jour. — Le malade prend du lait autant qu'il en désire, par petite quantité à la fois. Des lavements nutritifs lui sont administrés.

Le quatrième jour, le malade commence à s'alimenter avec des œufs et du potage. Il est purgé le matin de ce jour.

Le cinquième jour, on essaie de la viande et si le malade la digère, on augmente progressivement son alimentation. Il ne faut pas prolonger outre mesure la diète relative ou absolue comme tendent à le faire nombre de chirurgiens peu confiants dans la solidité de leurs sutures.

On trouve un exemple remarquable du peu de dangers que peut présenter une alimentation abondante prématurée dans une observation de Salzer. Une malade, le 4e jour après une opération de gastro-entérostomie postérieure, se sentait tellement d'appétit qu'elle profita de la négligence de sa garde pour dévorer la moitié d'un poulet rôti. Sa voracité ne lui causa du reste aucun inconvénient.

On enlève les fils du 10e jour au 15e jour.

Le 21e jour le malade se lève.

COMPLICATIONS

Parmi les accidents qui peuvent survenir au cours ou dans les suites de la gastro-entérostomie postérieure, les uns sont spéciaux à la méthode de von Hacker, les autres, plus nombreux, sont des accidents communs à toute intervention sur les voies digestives supérieures.

Ces derniers sont par ordre d'importance et de fréquence : les accidents pulmonaires, les infections, les parotidites, les hémorragies, les éventrations, l'étranglement interne, le circulus viciosus.

I. — *Complications des gastro-entérostomies en général.*

1° *Accidents pulmonaires.* — On est frappé à la lecture des observations de gastro-entérostomies de voir combien de fois, quand survient la mort, on trouve à l'autopsie de la pneumonie ou de la broncho-pneumonie. Ces faits de congestion pulmonaire avec œdème, de broncho-pneumonie, survenant chez des malades arrivés à la dernière période de cachexie, auxquels on pratique des opérations sur l'estomac, sont imputés par certains auteurs allemands à la pénétration de parcelles alimentaires dans les bronches, lors des vomissements. Roux (de Lausanne) pense que dans la production de ces accidents le plus grand rôle revient à l'influence de l'éther.

« On ne peut, dit Roux, faire *a priori* abstraction de l'influence de l'éther dans certaines congestions post-opératoires, surtout en hiver, lorsque les malades quittent une salle d'opération très chaude, où ils ont reçu trop libéralement l'éther à la chopine par des aides inexpérimentés, pour passer dans des corridors refroidis et rentrer dans des salles à température normale.

. . . .

Ici comme toujours, le plus gros danger de l'éther, c'est son innocuité comme toxique général, et les aides trop jeunes négligent de penser à son action physico-chimique sur la muqueuse bronchique, lorsqu'ils le distribuent par trop libéralement, sur une vaste surface d'opération. Nous avons l'impression que la narcose massive, trop rapide ou par surprise, affecte beaucoup plus l'arbre bronchique que celle où l'on procède avec la même inquiétude qu'avec le chloroforme (1). »

2° *Les infections.* — Les accidents infectieux, septicémie péritonéale suraiguë ou péritonite, ne sont pas plus fréquents dans la gastro-entérostomie postérieure que dans les autres méthodes de gastro-entérostomie. Leur cause principale est l'irruption du suc gastrique et du suc intestinal dans le péritoine soit pendant l'opération au moment de l'ouverture de la cavité intes-

---

(1) Roux (de Lausanne). — De la gastro-entérostomie. Étude basée sur les opérations pratiquées du 21 juin 1888 au 1er septembre 1896. *Revue de gynécologie et de chirurgie abdominale*, janvier-février 1897, n° 1, p. 81.

tinale soit après l'opération au niveau d'un point de suture défectueux.

L'écoulement des liquides lors de l'ouverture de l'intestin et de l'estomac est facile à éviter. Il faut bien être persuadé que, dans la méthode de von Hacker, il n'est pas nécessaire d'opérer dans la profondeur, il est facile d'attirer l'estomac et l'intestin pour ainsi dire complètement en dehors de la cavité abdominale; si l'on a soin de garnir le champ opératoire de compresses, de mettre au-dessous de la ligne d'anastomose une petite compresse longuette, d'éponger rigoureusement le liquide qui peut s'échapper, on peut se soustraire aux chances d'infection et au danger de péritonite.

Dans plusieurs opérations on trouve notées des suppurations de la paroi et de la phlegmatia alba dolens. La cause en est, peut-être, à ce que l'on se sert, pour la suture de la paroi, d'instruments qui ont été en contact avec la muqueuse intestinale.

3° *Les parotidites.* — En compulsant les observations parues de gastro-entérostomie soit antérieure soit postérieure, nous avons trouvé mentionnés quelques cas de gonflement douloureux des parotides, de véritables parotidites, survenues à la suite de l'opération.

L'histoire de cette complication des opérations sur l'intestin n'a pas encore été faite, en France du moins.

Nous avons observé un cas très remarquable de parotidite unilatérale survenue six jours après une opération de gastro-entérostomie pratiquée le 18 mars 1897. Avant l'apparition du gonflement parotidien, du sang avait été prélevé, le 23 mars, dans une veine préparée pour l'injection saline intra-veineuse. Il fut examiné par notre collègue et ami Rist qui y décela la présence de staphylocoques dorés. La parotidite n'apparut que dans la nuit du 23 au 24 mars, du côté gauche. Le malade succomba le 25 mars au matin.

La parotide gauche fut enlevée lors de l'autopsie et examinée par le Dr Macaigne qui a bien voulu nous remettre la note ci-jointe :

« Les culs-de-sacs glandulaires sont isolés par une infiltration inflammatoire qui par place est très intense et se condense sous forme de véritables abcès. L'examen bactériologique de ces coupes y montre une richesse extrême de microcoques groupés en amas et qui sont vraisemblablement du staphylocoque. Pas de bacilles de Koch. »

4° *Les hémorragies.* — Quand on opère un estomac au pylore sténosé et surtout un estomac cancéreux, il est fréquent de constater une augmentation de la vascularisation normale de l'organe et, quand on incise l'estomac et l'intestin, on peut avoir à combattre des hémorragies. Dans deux gastro-entérostomies nous avons vu une légère hémorragie se produire au moment du passage des fils séro-séreux et le sang courir sous la séreuse péritonéale en formant un petit hématome.

Rydygier, Weir, Tuffier, etc., etc., ont perdu des malades d'hémorragie post-opératoire ; les accidents hémorragiques peuvent survenir, quel que soit le point où porte l'incision de l'estomac et, pour les éviter, on a proposé d'inciser l'estomac non point parallèlement mais perpendiculairement à l'axe de l'organe; certains chirurgiens incisent au thermo-cautère toute l'épaisseur des parois ou la muqueuse seule. Ces craintes sont exagérées : si un vaisseau saigne il faut le pincer, puis pratiquer la ligature à la soie fine. Il est inutile d'employer le thermocautère. Cette hémorragie est d'ordinaire facilement arrêtée.

La gastro-entérostomie postérieure qui permet de placer l'incision de l'estomac aussi loin que l'on veut de la grande courbure et des gros vaisseaux rendrait ces hémorragies plutôt moins fréquentes. Pour ce qui est du danger d'hémorragie lors de la création de la fenêtre trans-méso-colique, dans aucune des observations nous n'avons trouvé signalés d'accidents de ce genre.

5° *Les éventrations.* — Il n'est pas rare, pendant la convalescence de la gastro-entérostomie, de voir se produire un écartement des lèvres de la plaie, sur une plus ou moins grande étendue, avec issue d'un ou deux viscères; cet accident se produit d'ordinaire le jour même ou le lendemain de l'ablation des fils, à l'occasion d'un effort de toux ou de vomissement. La suppuration d'un fil en est une cause fréquente. Dans un cas que j'ai observé et traité, à travers les lèvres de la plaie faisait saillie un champignon volumineux, constitué par le bord inférieur du foie, une petite partie de la face antérieure de l'estomac, une portion d'épiploon, le tout recouvert de bourgeons charnus.

Comme à la suite des gastro-entérostomies on ne change d'ordinaire le pansement que pour enlever les fils, la hernie peut rester inaperçue pendant quelques jours, ce qui laisse le temps de former des adhérences assez intimes.

La présence de cette hernie est une cause de vomissements; il faut, dès qu'on la constate, libérer les adhérences et refermer la paroi en refoulant les viscères.

6° *Étranglement interne.* — Dans les autopsies qu'il m'a été donné de pratiquer sur des individus morts à la suite de gastro-entérostomie postérieure pratiquée suivant la méthode de Courvoisier et chez lesquels le chirurgien n'avait pas suturé les bords de la fenêtre méso-colique et de la boutonnière gastro-colique, j'ai trouvé une fois les intestins engagés dans ces orifices, sans qu'il y eût du reste d'étranglement; l'intestin grêle tout entier était passé à travers l'ouverture faite au mésocôlon transverse et à l'épiploon gastro-hépatique et se trouvait situé en avant du côlon transverse qu'il refoulait contre la colonne vertébrale.

Dans une observation de Terrier(1) où l'on avait employé le bouton de Murphy, il s'était fait un étranglement à travers la boutonnière méso-colique.

« La dernière anse de l'ileon est vide..., elle est fortement tendue, tiraillée et décrit au-devant du psoas droit une courbe à concavité supérieure. En suivant cette anse, on la voit disparaître à travers l'orifice fait dans le mésocôlon transverse. Au-dessus

---

(1) Duvivier. — Contribution à l'étude de la gastro-entérostomie avec le bouton de Murphy. *Thèse*, Paris, 1895, page 76.

de ce méso, l'anse se dilate immédiatement. C'est donc là le siège de l'étranglement. Cet orifice est cependant assez large ; il admet l'extrémité des deux doigts. . . . .

Les anses dilatées comprennent la presque totalité de l'intestin grêle qui a passé dans l'arrière-cavité des épiploons et qui s'est étranglé dans l'orifice fait au mésocôlon transverse. »

Cette complication est extrêmement facile à éviter, il suffit pour cela de suturer les lèvres de la boutonnière à la paroi postérieure de l'estomac ; c'est d'ailleurs ce que pratiquait et ce que recommande von Hacker.

7° *Circulus viciosus*. — Dans un cas de gastro-entérostomie postérieure pratiquée par la méthode de Courvoisier, Chaput a vu survenir des vomissements incoercibles qui entraînèrent la mort du malade 3 jours après l'opération. A l'autopsie on constate que les deux bouts d'intestin au niveau de l'anastomose sont accolés en canon de fusil sur une hauteur de 3 à 5 centimètres. En examinant les choses par l'intérieur de l'estomac, on constate l'existence d'un éperon sur l'intestin séparant les orifices des bouts supérieur et inférieur. La production de l'éperon a eu deux résultats, le premier que l'estomac se vidait exclusivement dans le bout supérieur et le second que la bile s'évacuait complètement dans l'estomac.

Il s'agissait du reste d'un cas extrêmement complexe ; la paroi stomacale postérieure était immobilisée par une plaque inflammatoire très épaisse et il existait un large orifice conduisant dans une vaste cavité creusée dans l'épaisseur du pancréas (1).

Ces accidents de circulus viciosus sont beaucoup plus fréquents dans les opérations de gastro-entérostomie antérieure que dans les méthodes postérieures ; au chapitre introduction, ont déjà été mentionnés quelques cas typiques. Je n'en ai pas vu de cité dans les observations de gastro-entérostomies de von Hacker.

II. *Complications propres à la gastro-entérostomie postérieure de von Hacker.*

Dans les observations de gastro-entérostomie trans-méso-colique faites par le procédé de von Hacker que nous avons lues, nous avons trouvé signalés parfois des vomissements bilieux; ces vomissements ne s'étaient répétés du reste qu'un très petit nombre de fois et avaient cessé presque toujours sans causer d'accident.

Nous n'avons trouvé mentionné ni la gangrène du còlon, ni l'étranglement du jéjunum au travers de la boutonnière méso-colique, ni l'imperméabilité de l'orifice gastro-jéjunal que certains auteurs semblent redouter. Il faut ajouter toutefois que, dans un certain nombre d'observations, l'autopsie n'a pas été faite.

(1) Chaput. — Ulcère de l'estomac pris pour un cancer et guéri par le chlorate de soude. Retour des accidents. Dilatation stomacale. Troubles digestifs graves. Gastro-entérostomie. Mort. Un éperon s'est formé sur l'intestin et a empêché le passage des aliments. Dilatation considérable du duodénum. *Bulletin de la Société anatomique*, 1894, décembre, p. 914.

RÉSULTATS

I. — *Examen anatomique de la bouche de néo-formation.*

La bouche de néo-formation créée par la méthode de von Hacker est située au niveau de l'antre du pylore, dans le point le plus déclive de l'estomac. Si l'on ouvre l'estomac par une incision pratiquée suivant la petite courbure, l'orifice apparaît comme une fente, une boutonnière, à bords plus ou moins froncés. Pour bien mettre en évidence les dimensions de cet orifice, il faut verser de l'eau dans l'estomac ; les lèvres de la boutonnière s'écartent et on la voit se dessiner sous la forme d'une ellipse à grand axe parallèle à la grande courbure (voir fig. 22).

Vue sur une coupe, la bouche de néo-formation présente une ligne suivant laquelle la muqueuse de l'estomac se continue sans ligne de démarcation avec les villosités intestinales (voir fig. 23).

Les dimensions en sont variables suivant les chirurgiens ; l'orifice admet facilement l'index, le bout de l'index, le petit doigt, telles sont les appréciations habituellement données. Rappelons que le pylore normal admet l'index.

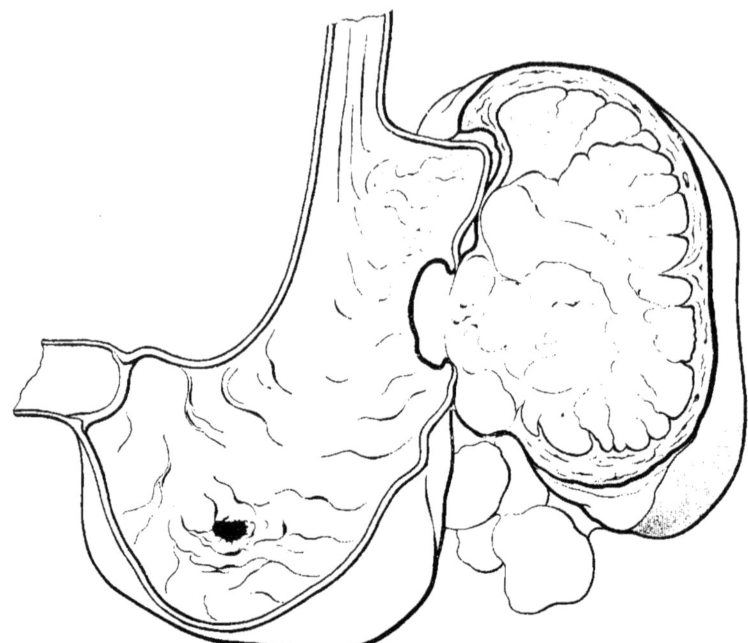

FIG. 22. — LA BOUCHE ANASTOMOTIQUE VUE PAR LA FACE INTERNE DE L'ESTOMAC

(Dessin d'après les pièces d'une autopsie.)

Le diagnostic porté dans le service de Robin avait été ulcère de l'estomac. Tuffier intervint pour hématémèses et vomissements incoercibles. A l'ouverture de l'abdomen on trouva la rate volumineuse adhérente à l'estomac avec des ganglions indurés. Le malade succomba deux jours après l'opération sans présenter de nouvelles hématémèses. L'autopsie montra qu'il s'agissait non pas d'un ulcère adhérent à la rate mais bien d'un épithélioma de l'estomac propagé à la rate. L'observation de ce malade a été publiée par Besançon et Bertherand (*Bulletin de la Société anatomique*, 1897, décembre, p. 893).

La coupe de la tumeur et de l'estomac a été pratiquée à l'union du tiers antérieur avec les deux tiers postérieurs de l'organe. On voit, faisant saillie sur la muqueuse stomacale, une petite tumeur dont la surface présentait deux ulcérations d'une dimension d'une lentille, cause probable des hématémèses des jours précédents. La section de la rate montre le parenchyme splénique refoulé à la périphérie ; tout le reste de l'organe est de couleur blanchâtre, cet aspect rappelle les cancers en amande du foie. La tumeur stomacale et la tumeur splénique se continuent sans ligne de démarcation. Au-dessous de la rate on voit des ganglions hypertrophiés. L'examen histologique montra que la tumeur stomacale était une tumeur épithéliale ; la zone néoplasique située dans la rate était constituée également par des noyaux épithéliaux en tous points comparables à ceux de l'estomac.

Sur la paroi postérieure de l'estomac on voit la bouche de néoformation bien placée ; elle admettait facilement l'index. Le pylore est normal.

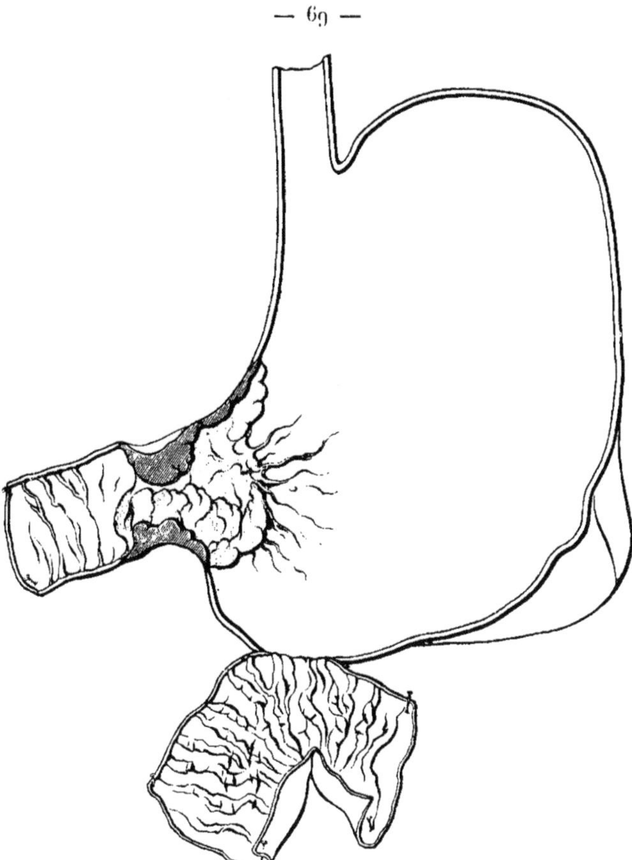

Fig. 23. — La bouche anastomotique vue sur une coupe verticale.

Dessin d'après les pièces d'autopsie d'une gastro-entérostomie postérieure pour néoplasme du pylore.

Le pylore est envahi par une masse néoplastique qui l'oblitère presque complètement, au niveau du point déclive de l'estomac on voit la ligne suivant laquelle l'estomac s'ouvre dans l'intestin. La coupe verticale a partagé l'estomac en deux valves égales, il ne reste que la valve postérieure. On a laissé une plus grande portion de jéjunum pour montrer la disposition de l'angle de coudure.

II. — *Résultats fonctionnels de la gastro-entérostomie postérieure.*

Il n'entre pas dans le cadre d'un travail consacré au manuel opératoire de parler de résultats éloignés de l'opération ; cependant, il faut insister sur ce point que la gastro-entérostomie postérieure ne supprime pas complètement les fonctions de l'estomac. Après la création de cette bouche artificielle, l'estomac conserve toujours les aliments pendant un certain temps et l'on peut retirer des liquides une heure et une heure et demie après les repas d'épreuve bien que le nouveau pylore soit situé dans la partie la plus déclive de l'estomac.

Le mécanisme de la fermeture de cette bouche néo-formée n'est pas connu ; il est certain, cependant, qu'elle se ferme ; après la gastro-entérostomie on peut distendre l'estomac par l'insufflation gazeuse. Il semble que le nouveau pylore fonctionne comme le pylore normal et il y aurait là un fait comparable aux faits d'anus contre nature devenus continents. Ce fonctionnement de l'orifice néo-formé s'établit à la longue,

---

A propos des résultats fonctionnels des opérations sur l'estomac lire :

Dunin (Th.). — Ueber die Resultate der Gastro-entérostomie bei narbiges Verengerung des Pylorus. *Berliner klin. Wochenschrift*, 1894, 15 janvier, n° 3, p. 56 ; 22 janvier, n° 4, p. 90.

Mahaut (F.). — De l'état des fonctions gastriques après la gastro-entéro-anastomose pour sténose cancéreuse du pylore. *Thèse*. Lyon, Novembre 1895, n° 1126.

Mintz (S.). — Ueber das functionelle Resultat der Magenoperationen. *Wiener klinische Wochenschrift*, 1895, 18 avril, n° 16, p. 293 ; 2 mai, n° 18, p. 330 ; 16 mai, n° 20, p. 364.

puisque, les premiers temps après l'opération, on trouve encore le matin à jeun des liquides résiduels et que ces liquides diminuent peu à peu d'abondance.

Pour prouver la supériorité de la méthode de von Hacker sur celle de Wölfler on a dit : à l'état de réplétion, la face antérieure de l'estomac devient supérieure et la grande courbure d'abord dirigée en bas se dirige en avant; par conséquent la bouche stomaco-jéjunale créée par la méthode de von Hacker sur la face postérieure à l'état de vacuité de l'estomac se trouvera placée à la partie inférieure lors de la replétion du viscère, tandis que l'orifice créé par la méthode de Wölfler à la face antérieure se trouvera reporté en haut. Si l'on compare l'estomac à une chambre, l'orifice de von Hacker serait creusé dans le plancher, l'orifice de Wölfler serait une fenêtre ouverte dans le plafond, il est clair que le premier orifice doit assurer plus facilement que le deuxième l'écoulement des liquides; de plus l'anse anastomotique jéjunale se trouverait comprimée entre la face antérieure de l'estomac et la paroi abdominale, nouvelle gène pour la circulation des liquides. Pour discuter sur les conséquences de cette rotation de l'estomac il faudrait que l'existence de ce mouvement de rotation fût démontrée, or ce n'est qu'une hypothèse.

La méthode de von Hacker présente cependant sur la méthode de Wölfler des avantages précieux.

Elle place la bouche de néo-formation en un point qui est le plus déclive quand le sujet est couché.

Elle évite tout danger de compression du côlon transverse par le jéjunum. A la suite de l'opération les intestins se trouvent replacés dans leur position anatomique ; la face postérieure de l'estomac et l'origine du jéjunum sont à l'état normal extrêmement rapprochées, il n'y aura donc, lorsqu'on les aura réunies, aucun tiraillement ultérieur de l'intestin sur le mésentère.

Les anatomistes nous ont appris que le point le plus bas de l'estomac (l'antre pylorique) qui est le point sur lequel on fait porter l'anastomose jéjuno-stomacale se trouve normalement au niveau du disque qui sépare la troisième de la quatrième vertèbre lombaire. Ils nous ont appris, d'autre part, que l'angle duodéno-jéjunal répond, tantôt au flanc gauche du corps de la deuxième vertèbre lombaire, tantôt à celui de la première ; par conséquent, quand on a créé un orifice intestino-stomacal au niveau de l'antre pylorique, les liquides stomacaux pour s'écouler dans le bout afférent, duodénal, devraient lutter contre la pesanteur, tandis qu'ils tendront naturellement à s'écouler par le bout jéjunal.

Cette condition s'opposerait au reflux des liquides stomacaux dans le duodénum et de fait, dans les observations citées plus loin, cet accident n'a jamais été observé ; mais ne s'opposerait pas à l'écoulement de la bile dans l'estomac et de fait, dans les observations citées, on a observé parfois des vomissements bilieux.

Aussi la gastro-entérostomie postérieure en Y de Roux qui utilise la voie de von Hacker et qui remédie à la possibilité de l'écoulement de la bile dans l'estomac, semble théoriquement le procédé le plus parfait.

OBSERVATIONS

87 Observations. — 24 Morts opératoires

ALBERT (de Vienne)

Obs. 1. — **Sténose cicatricielle du pylore, suite d'ulcère. — Gastro-entérostomie de von Hacker. — Guérison. (Résultat très remarquable.)**

J. S...., 53 ans, opération le 8 mai 1892.

In Albert E. Ein Bemerkenswerther Fall von Gastro-enterostomie. *Wiener medizinische Wochenschrift*, 1893, janvier, n° 1, p. 1-4.

CZERNY

Obs. 2. — **Tumeur du pylore. — Gastro-entérostomie de von Hacker. — Guérison.**

Catharina K...., 28 ans, journalière, opération le 2 décembre 1885.

In Czerny V. und Rindfleisch W. Ueber die an der Heidelberger chirurgischen Klinik ausgeführten Operationem am Magen und Darm. *Beiträge zür klinische Chirurgie*, 1892, t. IX, p. 688.

Obs. 3. — **Squirre du pylore. — Gastro-entérostomie de von Hacker. — Guérison opératoire.**

Georges M..., 35 ans, sacristain, opération 26 août 1886.

Mort au bout de cinq mois. L'autopsie montre une bouche de 8 millimètres de diamètre, fonctionnant parfaitement.

In Czerny und Rindfleisch, loc. cit. *Beiträge zür klinische Chirurgie*, p. 689.

Obs. 4. — **Ulcère simple du pylore. — Gastro-entérostomie de von Hacker. — Mort.**

Suzanne F..., 42 ans, opération 13 juillet 1888.

La mort était consécutive à une pneumonie par déglutition. L'autopsie montre la bouche fonctionnant bien.

In Czerny und Rindfleisch, loc. cit. *Beiträge zür klinische Chirurgie*, 1892, t. IX, p. 691.

Obs. 5. — **Cancer du pylore. — Gastro-entérostomie de von Hacker. — Mort.**

Christine Sch..., 47 ans, opération 13 février 1889.

Pneumonie. L'autopsie vérifie le bon fonctionnement de la bouche qui admet l'index.

In Czerny und Rindfleisch, loc. cit. *Beiträge zür klinische Chirurgie*, 1892, t. IX, p. 693.

Obs. 6. — **Carcinome du pylore. — Gastro-entérostomie de von Haker. — Mort.**

Magdalene S., 35 ans, opération le 9 mai 1889.

L'autopsie montre un bon fonctionnement de la bouche qui admet le pouce. Foyer tuberculeux en voie de caséification aux deux sommets.

In Czerny und Rindfleisch, loc. cit. *Beiträge zür klinische Chirurgie*, 1892, t. IX, p. 694.

Obs. 7. — **Tumeur du pylore. — Gastro-entérostomie de von Hacker. — Guérison opératoire.**

Heinrich B..., 51 ans, opération le 16 mai 1889.

L'autopsie vérifia ultérieurement le bon fonctionnement de la bouche qui admettait facilement l'index.

In Czerny und Rindfleisch, loc. cit. *Beiträge zür klinische Chirurgie*, 1892, t. IX, p. 695.

Obs. 8. **Squirre du pylore. — Gastro-entérostomie de von Hacker. — Mort.**

Friedrich F..., 42 ans, opération le 2 octobre 1889.

Autopsie. Mort de pneumonie. La bouche admettait le pouce.

In Czerny und Rindfleisch, loc. cit. *Bieträge zür klinische Chirurgie*, 1892, t. IX, p. 696.

Obs. 9. — **Tumeur du pylore. — Gastro-entérostomie de von Hacker. — Mort.**

August..., 38 ans, opération le 16 décembre 1889.

Autopsie. La mort est survenue par pneumonie. La bouche laisse passer l'index.

In Czerny und Rindfleisch, loc. cit. *Beiträge zür klinische Chirurgie*, 1892, t. IX, p. 697.

Obs. 10. — **Tumeur du pylore. — Gastro-entérostomie de von Hacker. — Guérison.**

Ludwig H..., 42 ans, opération le 23 juin 1890.

In Czerny und Rindfleisch, loc. cit. *Beiträge zür klinische Chirurgie*, 1892, t. IX, p. 698.

Obs. 11. — **Tumeur du pylore. — Gastro-entérostomie de von Hacker. — Guérison opératoire.**

Margareth L..., 51 ans, opération le 1er octobre 1890.

In Czerny und Rindfleisch, loc. cit. *Beiträge zür klinische Chirurgie*, 1892, t. IX, p. 699.

Obs. 12. — **Adhérences du pylore au foie. — Gastro-entérostomie de von Hacker. — Guérison.**

Karl. St..., 49 ans, opération le 17 novembre 1890.

In Czerny und Rindfleisch, loc. cit. *Beiträge zür klinische Chirurgie*, 1892, t. IX, p. 700.

Obs. 13. — **Squirre du pylore. — Gastro-entérostomie de von Hacker. — Guérison.**

Robert T..., 47 ans, opération le 2 février 1891.

In Czerny und Rindfleisch, loc. cit. *Beiträge zür klinische Chirurgie*, 1892, t. IX, p. 701.

Obs. 14. — **Tumeur du pylore. — Gastro-entérostomie de von Hacker. — Guérison opératoire. — Mort peu de temps après.**

Bertha M..., 34 ans, opération le 8 septembre 1891.

Vomissements persistants. Mort le 20 octobre 1891. Pas d'autopsie.

In Czerny und Rindfleisch, loc. cit. *Beiträge zür klinische Chirurgie*, 1892, t. IX, p. 702.

Obs. 15. — **Tumeur du pylore. — Gastro-entérostomie de von Hacker. — Guérison.**

Wilhelm, 49 ans, opération le 24 septembre 1891.

In Czerny und Rindfleisch, loc. cit. *Beiträge zür klinische Chirurgie*, 1892, t. IX, p. 703.

Obs. 16. — **Rétrécissement squirreux du pylore. — Gastro-entérostomie par le procédé de von Hacker. — Mort.**

Mathilde L..., f., 63 ans, opération le 24 mars 1893.

Autopsie montre une pneumonie hypostatique gauche, œdème pulmonaire et néphrite.

In Mündler, Die neuerdings an der Heidelberger chirurgischen Klinik ausgeführten Operationen am Magen. *Beiträge zür klinische Chirurgie*, 1895, t. XIV, p. 312 et 399.

Obs. 17. — **Infiltration diffuse de la région pylorique. — Epaississement de la paroi stomacale. — Gastro-entérostomie par le procédé de von Hacker. — Guérison.**

Georges S..., 46 ans, opération le 12 juin 1893.

Accidents opératoires. Eventration post-opératoire.

In Mündler, loc. cit. *Beitrage zür klinische Chirurgie*, 1895, t. XIV, p. 313 et p. 399.

Obs. 18. — **Carcinome annulaire du pylore ayant envahi le duodénum. — Gastro-entérostomie par le procédé de von Hacker. — Guérison.**

Alexandre L..., 32 ans, opération le 13 juin 1893.

Accidents opératoires. Pneumonie.

In Mündler, loc. cit. *Beiträge zür klinische Chirurgie*, 1895, t. XIV, p. 399

Obs. 19. — **Squirre du pylore avec prolongement vers le pancréas. — Gastro-entérostomie par le procédé de von Hacker. — Guérison.**

Julienne T..., 36 ans, opération le 26 juin 1893.

Accidents opératoires : pleuro-pneumonie et phlegmatia.

In Mündler, loc. cit. *Beiträge zür klinische Chirurgie*, 1895, t. XIV, p. 316 et p. 400.

Obs. 20. — **Pylore et duodénum fixé par des adhérences de péricholécystite. — Gastro-entérostomie par le procédé de von Hacker. — Guérison.**

Femme F..., 50 ans, opération le 11 octobre 1893.

In Mündler, loc. cit. *Beiträge zür klinische Chirurgie*, 1895, t. XIV, p. 400.

Obs. 21. — **Tumeur du duodénum sans rétrécissement du pylore. — Dilatation considérable et hypertrophie de l'estomac.— Gastro-entérostomie par le procédé de von Hacker. — Guérison.**

Elisabeth L..., 35 ans, opération le 24 octobre 1893.

La malade devient enceinte après l'opération.

In Mündler, loc. cit. *Beiträge zür klinische Chirurgie*, 1895, t. XIV, p. 319 et p. 400.

Obs. 22. — **Tumeur du pylore du volume du poing. — Gastro-entérostomie par le procédé de von Hacker. — Guérison.**

Josef D..., 21 ans, opération le 30 novembre 1893.

In Mündler, loc. cit. *Beiträge zür klinische Chirurgie*, 1895, t. XIV, p. 321 et p. 400.

Obs. 23. — **Carcinome du pylore. — Gastrectasie. — Gastro-entérostomie par le procédé de von Hacker. — Guérison.**

Apollonia W..., 30 ans, opération le 5 février 1894.

In Mündler, loc. cit. *Beiträge zür klinische Chirurgie*, 1895, t. XIV, p. 323 et p. 401.

Obs. 24. — **Pylore fixé par des adhérences. — Échec de la pyloroplastie. — Gastro-entérostomie par le procédé de von Hacker. — Guérison.**

Johann. M..., 43 ans, opération le 27 février 1894. (Publié par Dreydorff.)

In Mündler, loc. cit. *Beiträge zür klinische Chirurgie*, 1895, t. XIV, p. 325 et p. 401.

Obs. 25. — **Carcinome annulaire du pylore. — Gastro-entérostomie par le procédé de von Hacker. — Guérison.**

Kath. V..., f., 63 ans, opération le 6 juin 1894.

In Mündler, loc. cit. *Beiträge zür klinische Chirurgie*, 1895, t. XIV, p. 327 et p. 401.

Obs. 26. — **Tumeur ayant envahi la vésicule biliaire, le pylore et le pancréas. — Gastro-entérostomie par le procédé de von Hacker. — Guérison.**

Maria G..., 51 ans, opération le 25 juin 1894.

In Mündler, loc. cit. *Beiträge zür klinische Chirurgie*, 1895, t. XIV, p. 398 et p. 402.

Obs. 27. — **Rétrécissement du pylore consécutif à un ulcère.— Pylore adhérent et résistant. — Dilatation stomacale et hypertrophie des parois. — Gastro-entérostomie par le procédé de von Hacker. — Guérison.**

Hélène F..., 46 ans, opération le 22 juin 1894.

In Mündler, loc. cit. *Beiträge zür klinische Chirurgie*, 1895, t. XIV, p. 330 et p. 402.

Obs. 28. — **Carcinome du pylore. — Gastro-entérostomie par le procédé de von Hacker. — Mort.**

Albertine Sp..., 64 ans, opération le 2 août 1894.

A l'autopsie, bon état des sutures. Néphrite. Cystite. Hypostase pulmonaire.

In Mündler, loc. cit. *Beiträge zür klinische Chirurgie*, 1895, t. XIV, p. 402.

Obs. 29. — **Sténose peu marquée du pylore. — Cholécystotomie. — Gastro-entérostomie par le procédé de von Hacker. — Guérison.**

Luise M..., 35 ans, opération le 16 août 1894.

In Mündler, loc. cit. *Beiträge zür klinische Chirurgie*, 1895, t. XIV, p. 333 et p. 402.

Obs. 30. — **Carcinome du pylore. — Gastro-entérostomie par le procédé de von Hacker. — Guérison.**

Barbara G..., 45 ans, opération le 16 octobre 1894.

In Mündler, loc. cit. *Beiträge zür klinische Chirurgie*, 1895, t. XIV, p. 336 et p. 403.

Obs. 31. — **Estomac en sablier. — Adhérences de la région pylorique du lobe gauche du foie. — Gastro-entérostomie par le procédé de von Hacker. — Guérison.**

M. X..., 49 ans, opération le 26 octobre 1894.

In Mündler, loc. cit. *Beitrage zür klinische Chirurgie*, 1895, t. XIV, p. 337 et p. 403.

Obs. 32. — **Induration du pylore adhérente au foie et à l'épiploon. — Dilatation considérable de l'estomac. — Gastro-entérostomie par le procédé de von Hacker. — Mort.**

Rosine G..., 34 ans, opération le 24 novembre 1894.

L'autopsie montre : ulcère ancien du duodénum, pneumonie, pleurésie.

In Mündler, loc. cit. *Beiträge zür klinische Chirurgie*, 1895, t. XIV, p. 339 et p. 403.

Obs. 33. — **Sténose du pylore consécutive à un ulcère. — Induration aplatie du pylore de nature indéterminée. — Gastro-entérostomie par le procédé de von Hacker. — Guérison.**

Oliva Sch..., 40 ans, opération le 2 décembre 1894.

In Mündler, loc. cit. *Beiträge zür klinische Chirurgie*, 1895, t. XIV, p. 341 et p. 404.

Obs. 34. — **Énorme dilatation stomacale. — Sténose cicatricielle du pylore par brûlures dues à l'acide sulfurique, vitriol. — Emphysème de l'épiploon. — Gastro-entérostomie par le procédé de von Hacker. — Guérison.**

Catharine N..., 27 ans, opération le 23 janvier 1895.

In Mündler, loc. cit. *Beiträge zür klinische Chirurgie*, 1895, t. XIV, p. 342 et p. 404.

Obs. 35. — **Carcinome du pylore. — Gastro-entérostomie par le procédé de von Hacker. — Guérison.**

Susanna A..., 33 ans, opération le 23 janvier 1895.

In Mündler, loc. cit. *Beiträge zür klinische Chirurgie*, 1895, t. XIV, p. 344 et p. 404.

Obs. 36. — **Carcinome annulaire du pylore. — Gastrectasie. — Gastro-entérostomie par le procédé de von Hacker. — Guérison.**

Daniel W..., 50 ans, opération le 28 janvier 1895.

Éventration post-opératoire.

In Münsoler, loc. cit *Beiträge zür klinische Chirurgie*, 1895, t. XIV, p. 404.

BILLROTH

Obs. 37. — **Carcinome du pylore. — Gastro-entérostomie de von Hacker. — Guérison opératoire.**

Fr. Duden, 28 ans, marchand, opération le 13 février 1886.

In Von Eiselberg, loc. cit. *Arch. für Klinische Chirurgie*, 1889, p. 808.

Obs. 38. — **Rétrécissement cicatriciel du pylore. — Gastro-entérostomie de von Hacker. — Mort.**

M. M. S..., 32 ans, opération le 29 mai 1886 (Billroth).

La mort survint, à la suite d'une désunion de la plaie, par péritonite circonscrite et inanition au 16e jour.

In Von Eiselberg, loc. cit. *Arch. für Klinische Chirurgie*, 1889, p. 809.

BÜDINGER

Obs. 39. — **Carcinome du pylore. — Gastro-entérostomie de von Hacker. — Mort.**

M. J..., 60 ans, h., opération le 8 août 1892.

La mort survint le 12 août 1892 par péritonite purulente circonscrite due à la suppuration des fils.

In Von Hacker, Ueber Magenoperationen bei Carcinom und bei narbigen Stenosen. *Wien. Klinische Wochen.*, 1895, n° 36, p. 638.

Obs. 40. — **Carcinome du pylore et de l'estomac. — Gastro. entérostomie rétro-colique de von Hacker. — Guérison opératoire.**

H. M..., 44 ans, f., opération le 4 mars 1893.

Durée de l'opération : une heure et demie.

In Von Hacker, loc. cit. *Wien. Klinische Woch.*, 1895, n° 36, p. 638.

Obs. 41. — **Carcinome du pylore étendu et ayant déterminé une sténose adhérente au foie. — Gastro-entérostomie rétro-colique de von Hacker. — Mort de collapsus.**

Ch. Ch..., 64 ans, h., opération le 14 mai 1894.

L'autopsie montre que le cancer s'est développé autour d'une fistule qui fait communiquer la vésicule biliaire avec le duodénum et qui a dû être déterminée il y a des années, par le passage d'un calcul biliaire.

In Von Hacker, loc. cit. *Wien. Klinische Woch.*, 1895, n° 36, p. 639.

Obs. 42. — **Carcinome du pylore et de l'estomac. — Gastro-entérostomie rétro-colique de von Hacker. — Guérison opératoire.**

M. P..., 29 ans, f., opération le 5 septembre 1894.

Durée de l'opération, une heure et quart. Abcès de la paroi.

In Von Hacker, loc. cit. *Wien. Klinische Woch.*, 1895, n° 36, p. 639.

Obs. 43. — **Carcinome du pylore. — Gastro-entérostomie rétro-colique de von Hacker. — Guérison.**

Z. F..., 34 ans, f., opération le 12 septembre 1894.

Vomissements le jour et le lendemain de l'opération. Abcès de la paroi.

In Von Hacker, loc. cit. *Wien. Klinische Wochen.*, 1895, n° 36, p. 639.

DESFOSSES

Obs. 44. — **Cancer du pylore. — Gastro-entérostomie trans-méso-colique de von Haker. — Mort.**

Al..., Louis, 55 ans, opération le 21 septembre 1897.

Durée de l'opération, une heure et quart.

Le malade avait été soigné dans le service de M. Jaccoud, pour cancer du pylore, et dilatation de l'estomac. Le malade fut opéré le 21 septembre. M. Lyot voulut bien me confier le soin de pratiquer la gastro-entérostomie.

A l'ouverture de l'abdomen, on trouva l'estomac dilaté et la région pylorique extrêmement indurée. Une boutonnière fut créée à travers le mésocôlon transverse, et la première anse jéjunale abouchée à la paroi postérieure de l'estomac, près de la grande courbure, par deux plans de suture à la soie fine. L'opération dura une heure et quart. Anesthésie à l'éther.

A la suite de l'opération, le malade ne présenta plus aucun vomissement, et put absorber du champagne et du lait. Le malade, très cachectique, s'affaiblit de plus en plus, présenta de la dyspnée et de la fréquence du pouls. Il mourut le 24 septembre.

L'autopsie montra le bon fonctionnement de la bouche placée à 12 centimètres de l'orifice pylorique et sur la première anse jéjunale. L'orifice de néoformation admettait facilement l'index. *L'estomac*, très dilaté, présentait, immédiatement au-dessus du pylore, une zone indurée annulaire hérissée de saillies irrégulières. Aucune réaction péritonéale. Les *poumons* étaient atteints de bronchopneumonie des lobes inférieurs.

L'examen microscopique de la tumeur enlevée, pratiqué par M. F. Besançon, montra qu'il s'agissait d'un épithélioma cylindrique typique. La formation épithéliale arrivait jusqu'au contact de la musculeuse et l'entamait même en certains points. La séreuse était intacte.

In Desfosses. Gastro-entérostomie pour cancer du pylore. *Bulletin de la Soc. anat.*, 1897, 15 octobre.

VON EISELBERG

Obs. 45. — Carcinome du pylore. — Gastro-entérostomie de von Hacker. — Guérison.

Steinmetz, 38 ans, paysanne, opération le 25 juin 1889.

In Von Eiselberg, loc. cit. *Arch. für Klinische Chirurgie*, 1889, p. 812.

Obs. 46. — Carcinome du pylore. — Gastro-entérostomie de von Hacker. — Mort.

Thérèse Braun, 57 ans, opération le 10 septembre 1889.

La mort survint au bout de trois jours par perforation spontanée de l'ulcère cancéreux dans le voisinage de la suture stomacale.

In Von Eiselberg, loc. cit. *Arch. für Klinische Chirurgie*, 1889, p. 815.

Obs. 47. — Carcinome du pylore. — Gastro-entérostomie de von Hacker. — Guérison opératoire.

B. J..., 49 ans, f., opération le 16 novembre 1889.

Durée de l'opération, une heure et demie.

In Von Hacker, loc. cit., *Wien. Klinische Wochen.*, 1895, n° 36, p. 636.

OBS. 48. — **Carcinome du pylore. — Gastro-entérostomie rétro-colique postérieure de von Hacker. — Guérison opératoire.**

H. Th..., 68 ans, f., opération le 3 mars 1890.

Durée de l'opération, une heure et demie.

In VON HACKER, loc. cit. *Wien. Klinische Wochen.*, 1895, n° 36, p. 636.

OBS. 49. — **Carcinome situé dans la région du pancréas et du duodénum. — Gastro-entérostomie rétro-colique postérieure de von Hacker. — Guérison opératoire.**

K. M..., 56 ans, f., opération le 30 avril 1890.

Durée de l'opération, une heure et demie.

In VON HACKER, loc. cit. *Wien. Klinische Wochen.*, 1895, n° 36, p. 636.

OBS. 50. — **Carcinome du pylore. — Gastro-entérostomie rétro-colique postérieure de von Hacker. — Guérison opératoire.**

X. J..., 64 ans, f., opération le 24 juin 1890.

Durée de l'opération, une heure et demie. Quelques vomissements hémorragiques.

In VON HACKER, loc. cit. *Wien. Klinische Wochen.*, 1895, n° 36, p. 636.

OBS. 51. — **Carcinome du pylore. — Gastro-entérostomie rétro-colique postérieure de von Hacker. — Guérison opératoire.**

P. St..., 40 ans, h., opération le 30 mars 1891.

Durée de l'opération, une heure et demie.

In VON HACKER, loc. cit. *Wien. Klinische Wochen.*, 1895, n° 36, p. 637.

OBS. 52. — **Carcinome du pylore. — Gastro-entérostomie rétro-colique de von Hacker. — Mort de collapsus le soir de l'opération.**

P. J..., 44 ans, h., opération le 1er juin 1891.

Durée de l'opération, une heure et demie.

In VON HACKER, loc. cit. *Wien. Klinische Wochen.*, 1895, n° 36, p. 637.

OBS. 53. — **Carcinome du pylore. — Gastro-entérostomie rétro-colique postérieure de von Hacker. — Guérison opératoire.**

B. M..., 44 ans, h., opération le 21 mai 1892.
Durée de l'opération, une heure et demie.

In VON HACKER, loc. cit. *Wien. Klinische Woch.*, 1895, n° 36, p. 637.

OBS. 54. — **Carcinome du pylore. — Gastro-entérostomie rétro-colique de von Hacker. — Guérison opératoire.**

R. S..., 25 ans, h., opération le 1er juin 1892.
Durée de l'opération, une heure et demie.

In VON HACKER, loc. cit. *Wien. Klinische Wochen.*, 1895, n° 36, p. 637.

OBS. 55. — **Carcinome du pylore. — Gastro-entérostomie rétro-colique postérieure de von Hacker. — Mort.**

W. M..., 57 ans, h., opération le 28 mai 1893.
Durée de l'opération, une heure et quart. Mort de collapsus. L'autopsie montre le bon état des sutures.

In VON HACKER, loc. cit. *Wien. Klinische Wochen.*, 1895, n° 36, p. 639.

Von HACKER

OBS. 56. — **Carcinome du pylore. — Gastro-entérostomie de von Hacker. — Mort.**

Franz Maglia, 40 ans, opération le 4 juillet 1885.

In VON EISELSBERG, loc. cit., *Archiv. für Klinische Chir.*, 1889, p. 807.

OBS. 57. — **Carcinome du pylore. — Gastro-entérostomie de von Hacker. — Mort.**

Carl Kscher, 41 ans, opération le 3 octobre 1885.

In VON EISELSBERG, loc. cit. *Archiv. für Klinische Chir.*, 1889, p. 808.

Obs. 58. — **Carcinome du pylore. — Gastro-entérostomie de von Hacker. — Guérison opératoire.**

Johann Nagel, 50 ans, domestique, opération le 24 juillet 1886.

In Von Eiselsberg, loc. cit. *Archiv. für Klinische Chir.*, 1889, p. 810.

Obs. 59. — **Carcinome du pylore. — Gastro-entérostomie de von Hacker. — Mort.**

J. Kickinger, paysan, 46 ans, opération le 20 août 1887.

Au bout de trois jours, mort de pneumonie.

In Von Eiselsberg, loc. cit. *Archiv. für Klinische Chir.*, 1889, p. 811.

Obs. 60. — **Rétrécissement du pylore. — Suite d'ulcère. — Gastro-entérostomie postérieure. — Guérison.**

W..., Jules, 33 ans, pharmacien, opération le 22 mars 1890.

Très remarquable succès opératoire et fonctionnel.

In Von Hacker. Zur operativen Behandlung der Pylorusstenosen und der malignen Neoplasmen des Magens. (Carcinom. Sarkom.). *Wien. Klinische Wochen.* 1892, n° 46, p. 663.

Obs. 61. — **Carcinome du pylore. — Gastro-entérostomie rétro-colique de von Hacker. — Mort.**

B..., Rudolph, 40 ans, opération le 31 janvier 1892.

Autopsie. Gangrène du lobe inférieur du poumon droit.

In Von Hacker, loc. cit. *Wien Klinische Wochen.*, 1892, n° 47, p. 675.

Obs. 62. — **Rétrécissement fibreux. — Cholélithiase. — Gastro-entérostomie postérieure et cholécystostomie. — Succès opératoire.**

Cath. G..., 41 ans, opération le 17 mai 1892.

In Von Hacker, loc. cit. *Wien. Klinische Wochen.*, 1892, n° 47, p. 677.

Obs. 63. — **Sténose cicatricielle du pylore (pas de tumeur). — Gastro-entérostomie de von Hacker. — Mort.**

Kr..., Marie, 42 ans, opération le 12 janvier 1893.

Mort au treizième jour par marasme et pneumonie.

L'autopsie ne mentionne pas l'état de la bouche. La malade avait eu des vomissements bilieux.

In Von Hacker, loc. cit. *Wien. Klinische Wochen.*, 1893, n° 33, p. 590.

Obs. 64. — **Sténose cicatricielle du pylore (tumeur de la grosseur d'une pomme). — Gastro-entérostomie rétro-colique postérieure de von Hacker. — Guérison.**

K..., Edmond, 49 ans, ingénieur, opération le 19 juin 1893.

Opération suivie d'une restitution ad integrum des fonctions de l'estomac.

In Von Hacker, loc. cit. *Wien. Klinische Wochen.*, 1895, n° 33, p. 591.

Obs. 65. — **Carcinome du pylore né sur le fond d'un ulcère. — Gastro-entérostomie de von Hacker. — Guérison opératoire.**

H. K..., 45 ans, f., opération le 31 janvier 1894.

Durée de l'opération, une heure un quart.

In Von Hacker, loc. cit. *Wien. Klinische Wochen.*, 1895, n° 36, p. 639.

Obs. 66. — **Rétrécissement du pylore. — Aucune tumeur. — Gastro-entérostomie rétro-colique postérieure. — Guérison.**

S... Wilhelm, 60 ans, opération le 23 novembre 1894.

In Von Hacker, loc. cit., *Wien. Klinische Woch.*, 1895, n° 34, p. 606.

Obs. 67. — **Rétrécissement du pylore par cholélithiase. — Gastro-entérostomie rétro-colique postérieure. — Guérison.**

W... Josepha, opération le 5 avril 1895.

In Von Hacker, loc. cit., *Wien. Klinische Wochen.*, 1895, n° 34, p. 606.

GROSS

Obs. 68. — **Cancer du pylore. — Gastro-entérostomie postérieure de von Hacker. — Mort.**

H..., 37 ans, voyageur de commerce, opération le 23 juillet 1893.

A l'autopsie, on constate le bon fonctionnement de la bouche. Le malade avait présenté une parotidite post-opératoire.

In Wilhelm (E.). De la Gastro-entérostomie. *Thèse*, Nancy, 1893, p. 347.

Obs. 69. — **Rétrécissement fibreux du pylore. — Pyloroplastie de Heinecke-Mikulicz. — Récidive. — Gastro-entérostomie postérieure de von Hacker. — Guérison.**

W..., 35 ans, cordonnier, opération le 18 février 1893.

In Wilhelm (E.). Loc. cit. *Thèse*, Nancy, 1893, p. 350.

LANGER

Obs. 70. — **Carcinome du pylore. — Gastro-entérostomie postérieure de von Hacker sur un moribond. — Mort.**

N. N..., 57 ans, h., opération le 11 juin 1893.
Mort six heures après l'opération.

In Von Hacker, loc. cit. *Wien. Klinische Wochen.*, 1895, n° 36, p. 639.

LEJARS

Obs. 71. — **Brûlures de l'estomac par ingestion d'acide chlorhydrique. — Sténose pylorique rapide. — Gastro-entérostomie de von Hacker avec bouton de Murphy. — Guérison.**

Femme, 29 ans, opération le 12 mars 1896.

In Lejars (F.), loc. cit. *Gazette hebdomad. de méd. et de chir.*, 1896, 25 juin, n° 51, p. 601.

MICHAUX

Obs. 72. — **Cancer de l'estomac. — Gastro-entérostomie postérieure par le procédé de von Hacker. — Guérison opératoire.**

M. M..., opération le 28 avril 1892.

In Michaux (P.). Un cas de gastro-entérostomie pour cancer de l'estomac. *Gazette des hôp.*, 1892, n° 75, p. 707.

NARATH

Obs. 73. — **Carcinome du pylore. — Gastro-entérostomie rétro-colique de von Hacker. — Mort.**

W. M..., 48 ans, f., opération le 9 décembre 1893.

Vomissements post-opératoires. Abcès de la paroi et ouverture de la plaie. Décubitus. Mort le 5 janvier 1895.

L'autopsie montre une pneumonie double, cystite, pyélite. La bouche de néoformation est parfaite.

In Von Hacker, loc. cit. *Wien. Klinische Wochen.*, 1895, n° 36, p. 639.

Obs. 74. — **Carcinome du pylore. — Gastro-entérostomie rétro-colique de von Hacker. — Guérison opératoire.**

K. M..., 43 ans, f., opération le 11 février 1894.

Durée de l'opération, une heure et demie.

In Von Hacker, loc. cit. *Wien. Klinische Wochen.*, 1895, n° 36, p. 639.

POZZI

Obs. 75. — **Cancer de l'estomac. — Gastro-entérostomie trans-méso-colique de von Hacker. — Mort.**

D..., 60 ans, opération le 30 octobre 1887.

L'autopsie montre une bouche petite mais solidement établie et bien placée.

In Pozzi. Gastro-entérostomie pour un cancer de l'estomac. *Bulletin de la Soc. de chir.*, 1889, 17 juillet, p. 586.

ROUX

Obs. 76. — **Cancer du pylore. — Gastro-entérostomie postérieure de von Hacker. — Guérison opératoire.**

Marie B..., 40 ans, opération le 12 juillet 1894.

In Roux (C.), De la gastro-entérostomie. *Revue de gynécologie et de chirurgie abdominale*, 1897, janvier-février, n° 1 p. 101.

Obs. 77. — **Cancer du pylore. — Gastro-entérostomie postérieure de von Hacker. — Guérison opératoire.**

François Th..., 54 ans, opération le 11 février 1891.

Quelques vomissements bilieux.

In Roux (C.), loc. cit. *Revue de gynécologie et de chirurgie abdominale*, 1897, janvier-février, n° 1, p. 102.

Obs. 78. — **Cancer du pylore. — Gastro-entérostomie postérieure de von Hacker. — Guérison opératoire.**

Jenny C..., 57 ans, opération le 29 août 1894.

Quelques vomissements bilieux.

In Roux (C.), loc. cit. *Revue de gynécologie et de chirurgie abdominale*, 1897, janvier-février, n° 1, p. 102.

Obs. 79. — **Cancer du pylore et de la grande courbure. — Gastro-entérostomie postérieure de von Hacker. — Guérison opératoire.**

Louise B..., 61 ans, opération le 2 avril 1895.

In Roux (C.), loc. cit. *Revue de gynécologie et de chirurgie abdominale*, 1897, janvier-février, n° 1, p. 103.

Obs. 80. — **Cancer du pylore. — Gastro-entérostomie postérieure de von Hacker. — Guérison opératoire.**

Félix P..., 41 ans, opération le 4 juillet 1896.

In Roux (C.), loc. cit. *Revue de gynécologie et de chirurgie abdominale*, 1894, anvier-février, n° 1, p. 103.

Obs. 81. — **Cancer du pylore. — Gastro-entérostomie postérieure de von Hacker. — Guérison opératoire.**

Mme E.-E. N., 70 ans et demi, opération le 14 mai 1894.

Opération sans narcose.

In Roux (C.), loc. cit. *Revue de gynécologie et de chirurgie abdominale*, 1897, janvier-février, n° 1, p. 104.

OBS. 82. — **Rétrécissement sous-séreux du pylore. — Pyloroplastie. — Persistance des accidents. — Gastro-entérostomie postérieure de von Hacker, sans narcose. — Mort.**

Marie-Constance S..., 47 ans, opération le 18 janvier 1895.

Autopsie permet de constater l'excellent état de la bouche.

In ROUX (C.), loc. cit. *Revue de gynécologie et de chirurgie abdominale*, 1897 janvier-février, n° 1, p. 104.

SALZER

OBS. 83. — **Carcinome du pylore. — Gastro-entérostomie de von Hacker. — Guérison opératoire.**

F. Sefkosa, 40 ans, opération le 7 juillet 1889.

In VON EISELBERG, loc. cit. *Archiv. für Klinische Chir.*, 1889, p. 812

OBS. 84. — **Tumeur du pylore. — Gastro-entérostomie de von Hacker. — Guérison.**

Marie Boyer, 57 ans, opération le 22 août 1889.

In VON EISELBERG, loc. cit. *Archiv. für Klinische Chir.*, 1889, p. 814.

TUFFIER

OBS. 85. — **Sténose cicatricielle du pylore. — Gastro-entérostomie de von Hacker. — Guérison.**

M..., Justin, 49 ans, chauffeur. Opération le 20 janvier 1898.

Dysenterie en 1870. Grand buveur autrefois, M.. se plaint de troubles digestifs depuis cinq ans. A cette époque, après une période de phénomènes douloureux du côté de l'estomac, M..., un matin, en se rendant à son travail, eut une lipothymie et vomit sans grand effort deux gros caillots de sang. Entré à l'hôpital de Neufchâteau, le malade y fut soigné pendant 15 jours par le régime lacté et put ensuite reprendre son travail ; mais les phénomènes dyspeptiques ne cessèrent pas complètement et le malade ne put se remettre, comme il aurait voulu, aux boissons alcooliques.

Il y a deux ans, les symptômes augmentèrent d'intensité et le malade eut des vomissements presque journaliers qui contenaient des résidus alimentaires datant souvent de plusieurs jours, ces vomissements survenaient 3 ou 4 heures après les repas. Pas d'hématémèse, pas de melœna.

Le malade entra à l'hôpital Herold, dans le service du Dr Variot où on le soumit aux lavages d'estomac et au régime lacté. M... sortit de l'hôpital, trois mois après, considérablement amélioré. Pendant un an, cette amélioration se maintint, le malade surveillait du reste son alimentation : lait, viandes blanches, légumes verts.

Il y a 4 mois, les digestions redevinrent difficiles, et les vomissements réapparurent. L'état général jusqu'ici assez bon devint mauvais, l'amaigrissement fit de rapides progrès et le malade se décida à entrer à l'hôpital de la Pitié.

A l'examen d'entrée, on se trouve en présence d'un homme encore vigoureux, quoique amaigri et se sentant très affaibli.

Les organes thoraciques, cœur et poumons, paraissent normaux. Le foie semble de volume ordinaire. L'estomac est manifestement dilaté et descend à 3 travers de doigt au-dessous de l'ombilic ; au niveau de l'épigastre, un peu à droite, on sent de la résistance et la palpation à ce niveau est douloureuse.

Le malade vomit presque tous les jours, on retrouve dans ces vomissements qui surviennent 3 ou 4 heures après les repas, non seulement les aliments non digérés du dernier repas, mais aussi des résidus alimentaires remontant à deux ou trois jours.

M... est soigné dans le service de M. Babinski ; pendant ce séjour il n'a jamais présenté ni hématémèses, ni melœna ; on lui conseille une intervention chirurgicale qu'il accepte, las de souffrir.

Le 20 janvier 1898, opération. — Anesthésie par l'éther, incision verticale médiane allant de l'appendice xyphoïde à l'ombilic. Le pylore ne présente aucune anomalie à sa face externe ; mais si on essaie de faire pénétrer dans sa lumière le doigt coiffé des tuniques stomacales on se sent arrêté et serré. M. Tuffier pratique la gastro-entérostomie trans-méso-colique de von Hacker ; et prend soin de suturer très exactement les bords de la brèche méso colique à la face postérieure de l'estomac.

Durée totale de l'opération 3/4 d'heure.

Les suites opératoires se font sans incidents notables sauf un peu de bronchite les premiers jours. Le 25 janvier, au matin, le malade est purgé avec 40 grammes d'eau de Sedlitz et commence à prendre des aliments solides.

A l'heure actuelle, 10 février, le malade, qui n'a pas vomi depuis le jour de son opération, se sent parfaitement bien, digère normalement, boit du vin dont il n'avait pas bu depuis 4 ans, et se considère comme guéri.

Obs. 86. — Rétrécissement cicatriciel du pylore suite d'ulcère. — Gastro-entérostomie de Von Hacker. — Guérison.

H... Georges, 42 ans, fourreur, opération le 10 février 1898.

Pas d'incident opératoire.

Obs. 87. — **Sténose du pylore d'origine biliaire. — Gastro-entérostomie de Von Hacker. — Cholecystectomie. — Guérison.**

Gr.... 48 ans, ménagère, opération le 12 février 1898.

Durée totale de l'opération, 45 minutes. Les feuillets péritonéaux du méso-côlon n'étaient pas soudés et l'un des feuillets est resté adhérent à la paroi postérieure de l'estomac ; il se fait un petit hématome sous-séreux.

CHARTRES. — IMPRIMERIE DURAND, RUE FULBERT.

CHARTRES. — IMPRIMERIE DURAND, RUE FULBERT

www.ingramcontent.com/pod-product-compliance
Ingram Content Group UK Ltd.
Pitfield, Milton Keynes, MK11 3LW, UK
UKHW021111260726
13994UKWH00002B/847